护理临床安全警示案例

主　编　陈　雁

主　审　霍孝蓉

东南大学出版社
SOUTHEAST UNIVERSITY PRESS
·南京·

图书在版编目（CIP）数据

护理临床安全警示案例 / 陈雁主编 . — 南京：东南大学出版社，2021.11（2022.1重印）

ISBN 978-7-5641-9718-6

Ⅰ.①护⋯ Ⅱ.①陈⋯ Ⅲ.①护理－安全管理－案例 Ⅳ.① R47

中国版本图书馆 CIP 数据核字（2021）第 200302 号

责任编辑：张 慧 责任校对：子雪莲 封面设计：企图书装 责任印刷： 周荣虎

护理临床安全警示案例
Huli Linchuang Anquan Jingshi Anli

主 编：陈 雁
出版发行：东南大学出版社
社 址：南京市四牌楼 2 号 邮编：210096 电话：025-83793330
网 址：http://www.seupress.com
电子邮件：press@seupress.com
经 销：全国各地新华书店
印 刷：江苏扬中印刷有限公司
开 本：787mm × 1092mm 1/32
印 张：7
字 数：190千
版 次：2021年11月第1版
印 次：2022年 1 月第 2 次印刷
书 号：ISBN 978-7-5641-9718-6
印 数：3001—8000 册
定 价：28.00元

《护理临床安全警示案例》
编委会

前　言

随着医学技术的发展和医疗卫生法律法规体系的日趋完善，患者对医疗护理的要求越来越高，而保障患者安全、减少可避免的伤害是健康服务的最基本要求。

护理工作直接服务于患者，提高护理服务质量，减少护理不良事件是当前医疗安全的重要课题。调查显示护理安全问题占医疗安全问题的 40%，临床护理不良事件多数发生在初级职称护士中。因此，提高低年资临床护士的风险意识，提升其规避护理风险以及应急处置能力具有重要意义。

根据《2021 年国家医疗质量安全改进目标》中持续改进质量的要求，我们本着"持续改进质量，保障患者安全"的行业理念，通过创设取材于医疗日常实践中接近于可能发生的临床情境，对事件或事物发生发展的环境、过程进行模拟或虚拟再现，汇编了《护理临床安全警示案例》一书，以期为临床安全教育提供可靠参考。

该书聚焦于案例类型和内容的创新以及对案例分析与处理的权威上，内容丰富，特色鲜明，具有突出的警示作用。全书分别从临床用药篇、管道管理篇、核心制度篇、沟通交流篇、安全隐患篇 5 个方面，列举了 100 个护理临床安全警示案例，包括护理不良事件、安全隐患、突发事件等，其警示案例均贴近可能发生的临床工作情景，真实生动、直观具体，可激发护理人员思考和分析，提高辨识、规避风险及消除安全隐患能力，强化护士对护理核心制度及相关医疗法规的知晓以及执行临床业务规范的意识。本书可作为护理专业实习生及医院低年资护士的指导用书。

本书由十家三级甲等医院的护理学资深专家共同编写完成。在编写过程中，全体编委秉承"面向基础、深入浅出、精设案例、任务驱动"的原则，对书稿的定位、内容的确定以及存在的问题进行了认真的讨论和修改，付出了辛勤的劳动，在此表示衷心的感谢。

在本书编写过程中，吸纳、借鉴了国内外相关的理论，参考了大量文献，但限于水平和时间因素，书中难免有不足之处，恳请护理界同仁批评指正，提出宝贵意见。

编者

2021 年 8 月

目　录

第二篇　管道管理篇

第三篇　核心制度篇

第四篇　沟通交流篇

第五篇　安全隐患篇

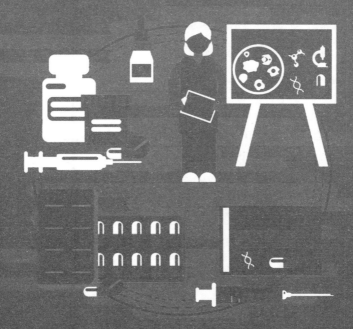

01 篇

临床用药

LINCHUANG YONGYAO

一、药物剂量单位辨识错误致胰岛素注射超量

（一）案例回顾

1. 发生经过

18:00护士A接收新入院患者医嘱"地特胰岛素2 IU，皮下注射q.n."，打印执行单后交给护士B执行。

护士B查看患者血糖8.6 mmol/L，错将执行单上2 IU（2个国际单位）看成了21 U（21个单位），为患者注射后再次询问护士A，两人查看医嘱后发现注射剂量错误。

2. 处理过程

立即汇报医生，嘱患者卧床休息，监测末梢血糖为7.2 mmol/L，静脉输注10%葡萄糖注射液，每小时测量末梢血糖，监测期间患者未出现低血糖现象。

（二）案例点评

护士应熟知胰岛素的剂量单位"IU"（国际单位 International Unit）的含义，注意IU（国际单位）的"I"（i的英文大写）和"1"（阿拉伯数字1）的区别。

（三）知识链接

胰岛素的国际单位（IU）是指：结晶胰岛素0.0155 mg的功效，是1935年国际联盟生物学制品标准设置委员会制定的胰岛素的标准单位。

目前常用的胰岛素笔注射的胰岛素，一般是 3 ml 含有 300 国际单位（IU）的胰岛素，那么一个国际单位（IU）的胰岛素就是 0.01 ml。普通胰岛素（或称中性胰岛素）注射液的规格是 10 ml 含有 400 国际单位（IU）的胰岛素，一个国际单位（IU）的胰岛素是 0.025 ml。

（四）改进

1. 组织护士学习胰岛素的剂量单位"IU"（国际单位，International Unit）的含义。

2. 改进信息系统的文字和符号的展示方式，将胰岛素剂量数字和国际单位之间增加 2 个空格符，便于护士辨识。

二、患儿身份识别错误致胰岛素注射超量

（一）案例回顾

1. 发生经过

36 床患儿午餐前血糖为 12.9 mmol/L，临时医嘱皮下注射门冬胰岛素 2 IU，责任护士备药至患儿床边，患儿母亲未陪护在旁，护士即与患儿核对胰岛素注射部位及剂量，患儿告知护士胰岛素注射剂量应为 5 IU，该护士查看药品执行单时，错将 38 床看成 36 床，未核对患儿姓名，即予门冬胰岛素 5 IU 皮下注射，执行完毕后再次核对执行单时发现胰岛素剂量执行错误。

2. 处理过程

立即汇报医生，嘱患儿卧床并进食午餐，监测血糖变化，监测期间血糖波动在 6～7 mmol/L，未出现低血糖反应。

（二）案例点评

1. 护士在执行高警示药品（胰岛素）时，未严格落实身份识别制度和查对制度。

2. 护士在执行医嘱时只打印药品执行汇总单，未按规范打印单个患者药品执行单，多个患者用药信息在同一张执行单上，核对时易混淆。

3. 患儿对给药剂量有疑问时，护士未能仔细查对。

4. 护士执行医嘱时未应用 PDA 扫描患儿腕带与药品执行

码进行核对，也未按身份识别方式反问患儿姓名。

5. 护士在患儿无家长陪护时执行药物治疗。

（三）知识链接

低血糖反应表现：中毒较轻时，主要影响自主神经系统，表现为饥饿、眩晕、苍白、软弱和出汗，也可有震颤、心前区不适，颜面和四肢麻木、头痛。当血糖进一步降低时，影响中枢神经系统，出现发音障碍、复视、肌肉震颤、共济失调，随后神志昏迷和不同程度的惊厥，这种状态即所谓胰岛素休克，如不及时抢救，即可致死。

（四）改进

1. 护士在执行高警示药品时应落实双人核对。

2. 护士执行医嘱时，应打印患者药品执行单及汇总单并携带至床边，核对时将药品执行单与药品执行汇总单（或 PDA 上医嘱信息）进行核对，确保执行准确。

3. 执行医嘱时除反问患者姓名、年龄，同时用 PDA 扫描患者腕带及药品执行码，落实身份识别与查对制度。

4. 儿科病房执行医嘱时需有家长在旁陪护。

三、误调微泵泵注速度致生长抑素输注超量

（一）案例回顾

1. 发生经过

15:00 白班护士遵医嘱予患儿 0.9% 生理盐水 50 ml+ 奥曲肽 0.4 mg 静脉输液，医嘱要求维持 24 小时，护士计算微量注射泵输注速度应为 2.08 ml/h，准备调节泵速为 2.1 ml/h，但误调为 21 ml/h，未再次查对便启动注射泵。

15:10 该护士巡视时发现患儿泵速为 21 ml/h，立即调节为 2.1 ml/h，并请另一名护士核对，无误后再次启动注射泵。

2. 处理过程

立即汇报医生，医生查看患儿后，嘱继续观察，观察期间患儿未发生不良反应，持续心电监护示生命体征平稳。

（二）案例点评

1. 护士在执行给药时，落实查对给药速度不严格。

2. 护士在使用注射泵进行静脉治疗时，未落实双人查对。

（三）知识链接

奥曲肽用于预防胰腺术后并发症，生理盐水稀释后静滴，成人 25 μg/h（最大不超过 50 μg/h），儿童用药应遵医嘱执行。本品不良反应包括：① 胃肠道反应；② 长期使用可导致胆结石的形成；③ 由于本品可抑制生长激素（GH）、胰高糖素和胰

岛素的释放，故本品可能引起血糖调节紊乱。

（四）改进

1. 护士在执行特殊药物微量输液时应落实双人核对。如单人值班，可采用单人双次复核查对和两次签字的形式，核对时将"贴瓶单"与执行单（或 PDA 执行信息）进行核对，确保输注速度与剂量执行准确。

2. 制定微泵输液巡回单，按要求巡视，记录剩余量或已输注量并签名，微泵启用、液体更换及交接班时必须双人核对药物名称、速度、剩余量并双签名。

四、未核对药品规格致抗肿瘤药物超量使用

（一）案例回顾

1. 发生经过

（5月31日）11:56护士A（治疗护士）收到药房发放的伊达比星2支，根据医嘱［生理盐水250 ml+注射用盐酸伊达比星（5 mg）7.65 mg静脉滴注］配制液体，交由护士B（责任护士）执行。

（6月3日）08:00药房盘库核对药品数量，发现少2支规格为10 mg注射用盐酸伊达比星，查看贵重药品发放登记本，发现5月31日有2支注射用盐酸伊达比星（10 mg/支）发往科室，立即联系科室护士长，护士长询问护士A后，得知其5月31日配制药液时未查看药品规格和剂型，也未经双人核对，默认药房发回的伊达比星规格是5 mg/支。

2. 处理过程

立即汇报医生，查看患儿治疗情况、生命体征及血常规，患儿生命体征平稳，WBC 1.14×10^9/L，N 0.58×10^9/L，医疗组讨论后，停用治疗方案的最后一次给药［生理盐水250 ml+伊达比星（5 mg）7.65 mg静脉滴注q.o.d.×3次］，保持患儿本疗程治疗总量不变。

（二）案例点评

1. 护士在摆药前未核对药品规格与剂型是否正确。

2. 护士在摆药后未按操作流程要求经第二人核对即配制药液。

3. 护士在配制高警示药品（伊达比星）时，未落实双人查对。

4. 药房发放贵重药品 / 高警示药品时未经双人核对。

5. 护士对科室常用一品多规药品相关知识掌握不全。

（三）知识链接

临床上，伊达比星被单独或与其他化疗药物结合用于治疗急性白血病、晚期乳腺癌、多发性骨髓瘤、非霍奇金淋巴瘤和骨髓增生异常综合征。伊达比星能够诱导许多肿瘤细胞凋亡，引起的肿瘤细胞凋亡具有细胞周期特异性，外源性制剂可通过调节细胞周期调节其引起的凋亡。规格有 5 mg/ 支和 10 mg/ 支，必须在有使用细胞毒药物经验的医生指导下使用，所有的给药方案均应考虑到患者的血象，以及在联合用药期间其他细胞毒药物的使用剂量而调整给药剂量。通常，按体表面积计算剂量，儿童 10 mg/m^2，连续使用三天。不良反应有：① 骨髓抑制为本药最常见的不良反应，与给药剂量有关，静脉给药重于口服给药；② 可见致命性充血性心力衰竭、急性心律失常及心肌病；③ 可有恶心、呕吐、腹泻、腹痛、黏膜炎、食管炎，肝脏酶类和胆红素升高的发生率为 20% ~ 30%；④ 可见发热、寒战、脱发、皮疹、感染，偶见肾功能损害。

（四）改进

1. 护士在执行高警示药品时应双人核对，落实查对制度。

2. 规范执行液体配制流程：① 治疗护士接到医嘱打印输液瓶贴，贴于输液袋上，进行摆药（执行查对制度查看药品规格、剂型及包装），PDA扫描输液瓶贴上二维码完成摆药；② 第二名护士进行摆药核对（包括液体、药品名称、规格、剂型与质量），确认无误后PDA扫描输液瓶贴上二维码完成核对；③ 配制药液，配好后再次核对药品名称、剂型、剂量及配制完成的药液性状，PDA再次扫描输液瓶贴上二维码完成配液。

3. 药房发放贵重药品时经双人核对后发出。

4. 科室组织护理人员进行常见一品多规药品的学习，并加强标识或提醒等管理。

五、误调输注速度致血管活性药泵入超量

（一）案例回顾

1. 发生经过

17:40 护士为患儿更换液体：5% 葡萄糖注射液 30 ml+ 多巴胺 6 mg+ 多巴酚丁胺 6 mg，5 ml/h 微泵输注 6 小时，双人核对泵速为 5 ml/h 后双签名；患儿使用双道注射泵，另一道输注倍能液体。

18:25 倍能输注结束，护士关闭双泵电源开关，取下倍能注射器和输液延长管，重启微泵，调节泵速后未再次核对便离开。

18:35 家长呼叫护士，告知微泵输注的多巴胺已结束，护士此时发现多巴胺泵速为 50 ml/h。

2. 处理过程

立即汇报医生，医生查看患儿情况，患儿心电监护示：心率 180 次 / 分，呼吸 50 次 / 分，血氧饱和度 96%。测血压 86/54 mmHg，余无异常。

18:50 心电监护示：心率 150 次 / 分，呼吸 44 次 / 分，血氧饱和度 98%。

19:00 心电监护示：心率 130 次 / 分，呼吸 32 次 / 分，血氧饱和度 100%，测血压 87/56 mmHg，患儿安静入睡。后持续心电监护，生命体征平稳。

（二）案例点评

1. 护士在重新调节微量注射泵输注速度时未予双人核对。

2. 护士对双道微量注射泵操作不熟练，倍能输注结束时只需关闭倍能那道电源，无须关闭微泵总电源。

（三）知识链接

近年来，临床上针对重症肺炎患儿通过联用多巴胺与多巴酚丁胺治疗取得满意效果。多巴酚丁胺属于肺血管扩张剂，有助于改善心肌收缩力，并降低外周血管阻力，在改善患儿的肺通气功能以及扩张气管等方面具有良好疗效。多巴胺则属于一种脑垂体腺和下丘脑等神经递质，可在 β1 受体中发挥激动作用，并且可促进肾上腺素内自储藏部位的释放过程，在提高心搏量的情况下，可增强心肌收缩力，改善耗氧和冠脉血流。小儿重症肺炎治疗通过联合应用多巴胺、多巴酚丁胺有助于发挥药物的协同作用，在缓解患儿支气管痉挛，改善肺循环以及降低肺泡黏膜水肿症状方面均具有显著疗效。

（四）改进

1. 微量注射泵输注中途重新调节泵速时，需再次进行双人核对。

2. 培训护士微量注射泵操作流程。

六、查对不规范致化疗药物超剂量配置

（一）案例回顾

1. 发生经过

治疗护士在生物安全柜中配制当天的长期化疗药，在配制患者 B 阿糖胞苷时，发现多了一支 0.1 g 阿糖胞苷，少了一支 0.5 g 阿糖胞苷，进行追溯时才发现患者 A 的药物浓度配制错误，患者 A 医嘱为阿糖胞苷 75 mg 加入生理盐水 100 ml 中，配制时直接将阿糖胞苷 0.5 g（阿糖胞苷的规格是 0.5 g/ 支）加入生理盐水 100 ml 中。

2. 处理过程

立即停止输液，更换输液器并汇报医生，监测患者生命体征，安抚患者。观察期间患者无不适主诉。

（二）案例点评

1. 护士在摆放和配制化疗药物环节中，未执行双人核对。

2. 护士在配制过程中未执行查对制度。

3. 阿糖胞苷药物无一品多规标识，现有剂量为 0.5 g/ 支和 0.1 g/ 支。

4. 治疗护士在摆药时，未将特殊剂型（非整支）药物用醒目的颜色标识出来以达到提醒的作用。

（三）改进

1. 严格执行查对制度，落实双人核查。

2. 知晓本科室一品多规药物的种类，一品多规药品使用专用标识，并分类分区放置。

七、精神类药品用药过量致患者意识障碍

（一）案例回顾

1. 发生经过

患者因频感头痛，夜间睡眠差，心理科会诊"轻度抑郁症"，建议睡前口服奥氮平 1/4 片。

17:03，医生开临时医嘱"奥氮平一盒"，用法"奥氮平片，1/4 片，每晚一次，q.n."。

18:00 加强班护士 A 使用 PDA 进行摆药核对，将 1/4 片误解为每晚 1 片；并将手写"每晚 1 次，每次 1 片"口服药服用标签贴在奥氮平外盒上。

18:54 加强班护士 A 使用 PDA 为患者整盒发放奥氮平一盒。

19:00 患者临睡前口服维诺定、艾司唑仑、奥氮平各一片。

次日 08:00 护士交接班时发现患者昏睡，询问家属昨日服药情况，并与医嘱进行核对，发现患者奥氮平用药剂量错误。

2. 处理过程

立即汇报医生，予心电监护，监测生命体征变化，更改腹透方案，予腹透出超，促进药物排泄，密切观察病情变化。

经处理后，当晚患者神志转清，可行床边活动，次日患者无不适主诉，可自行进行腹透操作。

（二）案例点评

1. 当班有 2 名护士值班，而转抄、摆药、发药三个环节均

由同一护士操作，未执行双人核对。

2. 当班护士不了解会诊意见，未正确理解医嘱含义。

3. 护士不熟悉特殊药物的剂量、用法及药理作用，未密切观察患者病情变化。

4. 奥氮平作为精神类药物，不应开立嘱托医嘱，整盒发放给患者自己服用。

（三）知识链接

奥氮平：抗抑郁药。常见不良反应为嗜睡，奥氮平过量时，最常见的症状包括：心动过速、激越/攻击行为、构音障碍、各种锥体外系症状以及觉醒水平的降低（由镇静直至昏迷）。

奥氮平过量的其他重要表现还包括：谵妄、痉挛、昏迷、呼吸抑制、呼吸急促、高血压或低血压、心律不齐（过量时发生率小于2%）和心肺功能抑制等。

（四）改进

1. 整盒发放的药物，医生在开立医嘱时需在备注栏开立规范用量，或开立自备药用量。

2. 与药房沟通联系，精神类药物由药房包药，护士双人核对后再发放。

3. 严格执行查对制度，落实双人核查要求。

4. 强化护士培训，熟练掌握药品相关知识。

八、抗组胺药给药方式不正确致患者头晕

（一）案例回顾

1. 发生经过

10:50 护士 A 遵医嘱给予患者化疗前用药，分别是维瑞特 5 ml 静脉注射、盐酸异丙嗪 25 mg 肌内注射。护士 A 在治疗室与护士 B 核对后，至床边核对了患者床号、姓名、药名、剂量后进行给药，将两支药均进行了静脉注射。

11:35 患者主诉头晕不适，护士 B 在询问患者情况后，发现盐酸异丙嗪给药方式错误。

2. 处理过程

立即汇报医生，遵医嘱予患者持续心电监护，监测生命体征正常，观察患者病情，至 14:00 患者主诉不适症状缓解，生命体征平稳。

（二）案例点评

1. 护士在执行医嘱时查对内容不全，在给药前中后均未核对给药方式。

2. 护士对专科常用药物相关知识掌握不全。

（三）知识链接

盐酸异丙嗪是吩噻嗪类抗组胺药，有抗组胺和中枢神经抑制作用。用法用量：① 肌内注射：成人用量，一次 12 ~ 50 mg。

② 静脉注射：用于抗过敏治疗，在特殊紧急情况下，用灭菌注射用水稀释至 0.25%，缓慢静脉注射。

（四）改进

1. 护士在执行过程中严格执行查对制度。
2. 培训护士掌握专科常用药物相关知识。

九、化疗药物外渗致患者左上肢皮肤损伤

（一）案例回顾

1. 发生经过

肿瘤患者接受静脉化疗，输注 2 小时后，护士发现患者左上肢静脉留置针穿刺点周围肿胀，范围约 5 cm × 5 cm，患者未诉疼痛。

2. 处理过程

立刻汇报医生，停止输注化疗药物，保留静脉给药部位针头，接注射器尽量抽吸，局部外用水胶体敷料。次日患者左上肢局部出现红肿、水疱伴疼痛，医生予以清创换药后伤口愈合。

（二）案例点评

1. 护士在患者输注化疗药物时未定时巡视，未及时发现药物外渗。

2. 护士选择静脉通路不恰当，为患者使用周围静脉置管输注化疗药物。

（三）知识链接

化疗药物外渗紧急处理原则：

1. 发生化疗药物外渗时立即停止静脉给药，测量并记录外渗范围，原位保留针头，连接 2 ml 注射器回抽渗出液体后拔除静脉通路。

2. 药物外渗 48 小时内局部制动，抬高患肢，高于心脏平面。

3. 根据不同化疗药物选择不同解毒剂进行局部封闭，在外渗肿胀范围外缘 2～3 cm 处行环形或扇形封闭。

4. 外渗 24 小时内可用冰袋局部冷敷，冷敷期间应加强观察，防止冻伤。

5. 严密观察患者外渗处皮肤的情况，如皮肤颜色、温度、弹性、疼痛的程度等变化。当局部出现皮损或组织坏死加重应及时干预。

（四）改进

1. 护士定时巡视评估患者病情和输液情况，确保用药安全。

2. 护士根据患者病情和输注的药物选择合适的静脉通路。

十、皮下注射操作不当致患者局部血肿

（一）案例回顾

1. 发生经过

患者肿瘤化疗间歇期，右上肢门诊血管彩超示：贵要静脉内回声差，未见明显血流信号，考虑贵要静脉血栓形成。入院后给予尿激酶静脉溶栓治疗、低分子量肝素皮下注射。3 天后患者腹部皮下注射部位出现 3 cm×5 cm 大小皮下淤血。

2. 处理过程

患者腹部皮下出血部位使用水胶体敷料贴敷，减轻疼痛，促进吸收，同时避免淤血区域再次皮下注射。3 天后淤血逐渐消退。

（二）案例点评

1. 皮下注射时每次注射部位间距小于 2 cm。

2. 低分子量肝素注射过程中，推药速度过快（小于 10 s），导致皮下药液刺激毛细血管加重出血。

3. 护士注射完毕后按压时间过短导致出血。

（三）知识链接

低分子量肝素皮下注射注意事项：

1. 注射前：评估患者的过敏史、疾病史及近期有无手术外伤史。

2. 注射时护理：① 选择脐周皮下注射，以脐上下 5 cm，左右 10 cm，避开脐周 1 cm 范内注射，左右上下交替，2 次注射点间距 2 cm 以上，注射时避开皮肤破损处、手术瘢痕、有斑或痣的部位。② 根据患者胖瘦选择进针深度，一般约 1 cm，使进入脂肪层为宜，③ 注射毕，指导患者或家属用中指和食指指腹按压注射部位 5～10 min，压迫力度为皮肤下陷 1～1.5 cm，避免揉搓和压迫力度过大，凝血功能障碍和大剂量使用抗凝剂者可适当延长按压时间。

（四）改进

1. 科室成立注射改进小组，制定低分子量肝素皮下注射标准操作流程，对护士进行统一操作培训。

2. 使用腹壁定位卡定位注射，定位更加准确。

3. 设计并记录皮下注射巡视卡，记录注射部位、注射局部情况、出血情况等，班班交接并签字，动态评估患者局部情况，减少不良反应的发生。

十一、静脉血管选择不当致钙剂外渗

（一）案例回顾

1. 发生经过

08:30 护士 A 为新生患儿执行微量注射泵输液，连接已留置 2 天的右手背留置针，外用弹力绷带固定。

09:25 患儿电解质液输液结束，护士 A 更换"5% 葡萄糖注射液 30 ml+ 葡萄糖酸钙 5 ml"，未评估穿刺部位和血管，继续微量注射泵输液。

10:40 护士 B 与护士 A 进行交接班，护士 B 观察滴液通畅，未查看输液部位即完成对患儿的交接。

10:50 家属诉患儿哭闹无法安抚，护士 B 打开弹力绷带发现患儿右手手背及前臂红肿。

2. 处理过程

（1）立即回抽后拔除留置针，按压针眼 5 min，抬高患肢，患处予 50% 的硫酸镁湿热敷，直至局部红肿消失、组织变软，喜辽妥软膏外涂外渗部位。

（2）向家属解释并安抚，报告值班医生及护士长。

（二）案例点评

1. 输液前未打开弹力绷带评估血管、周围皮肤及留置针在位情况，更换钙剂前未评估目前所使用血管通路的性能。

2. 护士输液巡视不到位，对穿刺部位局部皮肤疏于观察。

3. 护士交接班不严谨，未对穿刺部位有无药液外渗和患儿反应进行交接。

（三）知识链接

1. 新生儿血管细短、管壁薄、弹性差、通透性高、脆且易破裂等，尤其是缺氧、酸中毒等疾病状态下，组织有效循环灌注不足，血管通透性增高，易发生外渗。

2. 10% 葡萄糖酸钙是 pH 为 4 的高渗溶液，对血管的刺激性大，可致血管痉挛、缺血、缺氧、通透性增高；渗入皮下组织间隙后，可刺激血管和周围组织引起炎性改变，引起毛细血管括约肌痉挛而出现注射部位刺痛，严重者可导致组织坏死、感染、腔筋膜综合征等，进一步形成局部组织钙盐沉积，留下永久性瘢痕，给患儿及家属带来极大的痛苦。

3. 钙剂外渗处理：发现外渗立即回抽，拔除、按压针眼5 min。外渗发生后，局部抬高可促进局部血液回流，减轻局部组织肿胀程度。50% 硫酸镁持续湿敷，直至局部红肿消失、组织变软时停止。对于穿刺处血管皮肤周围分布的钙盐导致红色条索状物、小结节采用喜疗妥按摩效果较好；局部皮肤红肿、破损者，渗漏局部保持干燥、清洁，防止感染，局部可外涂百多邦，防治感染；肝素钠软膏外涂，可改善微循环，促进软组织红肿的消退，缓解静脉炎所致的局部肿胀、酸痛等症状。用0.25% ~ 0.5% 普鲁卡因封闭疗法，缓解肿胀部位的炎性损伤症状，防止葡萄糖酸钙外渗部位坏死；酚妥拉明局部封闭治疗，也可改善局部微循环，促进渗液的吸收，减少局部皮肤坏死的发生率。皮肤坏死和继发感染是最严重的并发症，在内科保守治疗无效，患儿出现严重的疼痛、反复感染、溃疡等情况下，姑息性手术治疗也是非常重要的。主要包括：切开引流，清创术，必要时进行皮肤移植。

（四）改进

1. 对静脉补钙的新生患儿，做好输注前评估，选择适宜静脉通道，保持输液部位无遮挡，易于观察，定期更换输注部位。

2. 规范执行输液巡视及交接班，高警示药物输注期间加强巡视。

十二、皮试药物医嘱错误致用药延迟

（一）案例回顾

1. 发生经过

医生医嘱 0.9% 生理盐水 100 ml+ 头孢噻肟钠舒巴坦钠（治君）4.5 g 静脉输液立即执行，并开具医嘱青霉素皮试。护士 A 与护士 B 核对医嘱后按执行单给患者做了青霉素皮试，双人判断皮试结果为阴性。去药房取药时，药剂师不予发药，要求用原液皮试阴性后再取药，导致患者未能及时使用抗生素。

2. 处理过程

立即汇报医生，向患者解释取得理解，重新配置原液进行皮试，皮试结果阴性后快速取药和给药。

（二）案例点评

1. 值班医生不知晓对所开具抗生素的正确皮试液。

2. 护士对不常用抗生素缺乏相关知识，未能识别错误的皮试医嘱。

（三）改进

1. 和医生沟通，使用不常用的抗生素时，医护人员必须仔细阅读说明书，正确开具抗生素皮试医嘱。

2. 和信息科沟通，开立需要皮试的药物，电脑提示确认后，自行生成皮试执行单。

3. 科室组织学习抗生素相关知识。

4. 在病区张贴抗生素用药规范和注意事项，供大家参考。

十三、疏于临床带教致皮下注射抗凝剂时间提前

（一）案例回顾

1. 发生经过

患者入院第 5 天医嘱依诺肝素钠 4 000 IU 皮下注射，时间由 q12 h（9:00–21:00）更改为 q12 h（15:00–03:00）。当晚 21:00 见习护士看到摆放在治疗室台面上的一支依诺肝素钠及分类执行单，认为是常规夜间 21:00 执行注射的药物，因此该护生只核对了执行单上患者的信息，未核对"执行时间"，也未核对依诺肝素注射液的标签，将本该第二日凌晨 3 点皮下注射的药物提前至 21:00 注射。

2. 处理过程

汇报医生，密切观察患者的生命体征。观察有无出血倾向（牙龈、口腔、鼻腔出血、大小便颜色及神志），皮肤有无淤斑、淤点、血肿、硬结。监测血小板计数、凝血时间。做好健康指导：嘱患者注意安全，避免碰撞，防止皮下出血。

（二）案例点评

1. 该护士违规操作。因其为见习期护士，属于非注册护士，不具备执业资格，必须在带教老师的指导下才能开展临床护理。

2. 临床带教不规范，带教老师未尽到带教责任，未全程监

督见习护士的工作。

3. 未严格执行查对制度。

（三）改进

1. 科室严格执行带教管理规范，各级护士履行职责。见习护士不能单独操作，须在带教老师的指导下从事临床护理工作。

2. 加强对带教老师的教学职责、内容和要求的相关培训，提高带教质量，保障临床护理安全。

3. 组织全体护士和护生学习查对制度。

十四、未落实交接班制度致止血药漏执行

（一）案例回顾

1. 发生经过

09:00，白班护士 A（中班护士）为患儿进行静脉输液治疗，药液为哌拉西林（当日医嘱：① 生理盐水 100 ml + 哌拉西林 1.25 g 静滴 t.i.d.；② 捷凝 100 ml 静滴 b.i.d.）。

09:40，护士 B（治疗班护士）向护士 A 转交其分管患儿的治疗液体，并协助转移至移动护理车时，护士 B 与护士 A 未按照输液执行单核对药品数量、种类等，将该患儿应在上午执行的捷凝遗漏在治疗室的输液筐内。

10:00–14:00，护士 A 在巡视过程中，未仔细查看输液巡回单及 PDA，直到与白班交班仍未发现该液体未输入。

14:30，护士 A 与护士 C（白班护士）床边交接班，未交接该患儿的输液治疗执行情况。

15:30，护士 A 下班，未再次检查该患儿治疗护理措施是否有遗漏、PDA 是否有漏扫。

17:10，为患儿输入下午的捷凝时，护士 C 签署输液巡回单时未发现上午的捷凝未执行。

17:30，护士 C 与护士 D（晚班护士）床边交接班，未交接该患儿的输液治疗执行情况。

21:00，患儿液体全部结束，护士 D 收回输液巡回单归档，

未再次检查输液巡回单上是否有漏执行项目，也未查看 PDA 上当日静脉输液是否全部执行。

次日 08:00，护士 E（治疗班护士）发现该患儿输液筐内有 3 瓶捷凝，立即核查，发现其中一瓶捷凝的瓶贴应是前一日上午执行。

2. 处理过程

立即汇报医生和护士长，医生查看患儿后，患儿生命体征稳定，术后恢复良好，停止捷凝静脉输液医嘱，护士长查看已归档输液巡回单，发现前一日该组液体无执行记录，查看前一日 PDA 扫描明细无该组液体扫码执行记录。

（二）案例点评

1. 护士在药品交接时未落实双人查对。

2. 护士交接班时未严格落实交接班制度。

3. 护士在输液结束时未认真查验当日静脉输液治疗医嘱是否已全部执行。

（三）知识链接

"瑞士奶酪模型"目前已成为分析医疗系统内医疗护理差错和患者安全事故的理论框架。瑞士奶酪的片层结构代表着一系列防止给患者造成伤害的屏障技术，也可以引申为防范差错事故发生的措施。护理不良事件的发生往往是环节上的失误、缺陷或者漏洞，如同奶酪上的孔洞，这些孔也代表着潜在的错误或不安全的行为，孔的位置和大小都在不断变化，当每片奶酪上的孔碰巧对齐时，危险就会穿过防御屏障到达患者，导致患者出现伤害。

（四）改进

1. 规范护士交接班流程和内容，护士应按照治疗执行单交接药品数量与种类。在交接班时应对患儿各项治疗执行情况详细交接。

2. 护士整理输液巡回单时应检查当日输液是否已完成，输液巡回单签名是否齐全，有未完成项目应及时核实。

3. 护士日常工作中应严格执行工作流程，每日配液结束后应以 0.05% 含氯消毒液擦拭输液筐及台面后再摆放次日用药。

4. 完善 PDA 扫码执行流程，取消纸质输液巡回单，减少护士临床工作量。

十五、给药途径不当致禁食患者经口服药

（一）案例回顾

1. 发生经过

患者行"食管癌根治术"第二天，由 ICU 转入普通病房，保留胃管一根接负压球、保留十二指肠管在位。患者既往有高血压病史，遵医嘱予以兰迪每日一次鼻饲，护士晨发口服药时将磨碎的兰迪交予家属，嘱其用温水浸泡，告知待药液溶解后再通知护士进行鼻饲。药物溶解后，实习护士进病房，患者家属询问实习护士如何处理，实习护士没有评估患者病情及饮食要求，脱口而出："喝下去就行了。"实习护士离开后家属自行将量约 4 ml 药液给患者口服。

2. 处理过程

责任护士立即到床边查看患者情况，询问有无吞咽困难、呛咳、胸闷等不适，并汇报医生，严密观察患者反应，安抚患者及家属。

（二）案例点评

1. 护士为鼻饲患者发放口服药时，未严格执行给药流程，安全风险意识欠缺。

2. 带教老师未对实习护士讲解食管癌患者术后护理的注意事项。

3. 护士对家属的疾病相关知识宣教不到位。

（三）改进

1. 护士在发放鼻饲患者的口服药时，要向家属强调由管床护士鼻饲，并且严格执行，做到全程鼻饲给药。

2. 对实习护士加强带教，告知专科疾病护理的注意事项，入科教育时罗列出实习护士可能会发生的错误，起到警示作用。

3. 对经常更换照顾者的患者需强化健康教育，及时提醒照顾者之间交接时的注意事项。

十六、查对不清致误选输液溶媒

（一）案例回顾

1. 发生经过

17:00 白班护士 A 接收新入院患者临时医嘱："5% 葡萄糖注射液 500 ml+10% 氯化钾溶液 10 ml+ 胰岛素 8 IU"，共 4 瓶液体静脉输注，打印输液执行单后配置一瓶予以输注。

17:20 至床边交班时，夜班护士 B 发现执行单大输液应为 "5% 葡萄糖注射液 500 ml"，而实际输入液体为 "生理盐水 500 ml"。

2. 处理过程

立即更换正确液体，监测患者血糖为 12.7 mmol/L，未发生低血糖或血糖下降过快情况。至治疗室查看其余 3 瓶药液，均出现相同大输液种类错误。

（二）案例点评

1. 护士执行医嘱时，未严格执行双人核对及查对制度。

2. 同种规格大输液摆放位置接近，易取错。

3. 大输液外包装相似，极易混淆。

（三）改进

1. 护士在执行医嘱时应落实双人核对，尤其是临时医嘱，应做到输液单由办公护士与治疗护士共同核对，配置时治疗护士与责任护士核对并签名。严格执行"三查七对",确保药品、名称、剂量、用法等信息正确。

2. 调换大输液摆放位置,使不同种类、同种规格大输液摆放位置不同。

3. 建议大输液厂家对不同品种输液溶剂采用不同外包装标识,明显区分,以免混淆。

十七、身份识别错误致患者液体输错

（一）案例回顾

1. 发生经过

两名患儿系一家姐妹俩，姐姐 3 岁，妹妹 1 岁，姓名一字之差，就诊后前往门诊输液室输液。

17:21 A598 号（妹妹）在输液登记处登记：① 生理盐水 100 ml + 注射用美洛西林舒巴坦钠 1.0 g；② 5% 葡萄糖注射液 100 ml + 注射用拉氧头孢钠 0.65 g。

17:25 A602 号（姐姐）在输液登记处登记：① 5% 葡萄糖注射液 100 ml + 注射用拉氧头孢钠 1.0 g；② 5% 葡萄糖注射液 200 ml + 注射用乳糖酸红霉素 0.25 g + 碳酸氢钠 1.6 ml。

17:30 穿刺台呼叫妹妹名字前往穿刺台穿刺，家长带着姐姐来到穿刺台前，将妹妹的输液核对联交给护士 A（穿刺护士），护士 A 用 PDA 扫描核对联与输液瓶贴信息无误，后询问家长宝宝是否叫 ××× 名字，因患儿哭闹，家长未能仔细听清，即向护士确认姓名无误，于是护士给姐姐静脉穿刺后进行输液治疗。

17:35 穿刺台呼叫姐姐名字前往穿刺台穿刺，家长带着妹妹来到穿刺台前，将姐姐的输液核对联交给护士 A，护士 A 用 PDA 扫描核对联与输液瓶贴信息无误，后询问家长宝宝是否叫 ××× 名字，因患儿哭闹，家长未仔细听，即向护士点头确认宝宝姓名无误，于是护士给妹妹静脉穿刺后进行输液治疗。

18:06 护士 B（巡回护士）为妹妹更换液体进行核对时发现其输注的第一袋液体是姐姐的（5% 葡萄糖注射液 100 ml+ 注射用拉氧头孢钠 1.0 g）。

2. 处理过程

立即汇报医生和护士长，医生查看病史和患儿年龄、体重后确认药物剂量在安全范围内，暂不予特殊处理，剩余液体重新核对后继续输注，建议两名患儿次日复查血常规，5 日后化验肝功能，化验结果均未见异常。

（二）案例点评

1. 护士在输液前未严格落实查对制度，虽然 PDA 扫描输液核对联与输液瓶贴信息无误，但未以反问方式与家长核对患儿姓名、年龄等信息。

2. 护士、家长受环境干扰（患儿哭闹），未能正确确认患儿信息。

3. 输液室无针对一家两孩、姓名相似患儿同时输液的差错防范措施。

（三）知识链接

1. 患者身份核查要求：医务人员在进行各种诊疗活动前必须同时使用至少两种以上信息识别患者的方法。常用识别信息有：姓名、性别、出生日期、住院号（门急诊 ID 号）、身份证号等，不得仅以床号作为识别信息。对能有效沟通的患者，除查看腕带信息外，可实行双向核对法即要求患者或近亲属陈述患者姓名。对无法有效沟通的患者，如昏迷、神志不清、无自主能力的重症患者，在诊疗活动中使用腕带作为各项诊疗操作前辨识患者的一种方法。建立关键流程识别措施，保证患者流动过程中能被正确识别。如转科、转床、手术、外出检查等。

2. 使用药品严格遵守基本原则：药名准确、患者准确、剂量准确、途径准确、时间准确。

（四）改进

1. 护士在穿刺前 PDA 扫描核对联与输液瓶贴后，要以反问方式询问家长患儿姓名，再查看是否与输液瓶贴上姓名一致。

2. 输液室增加绿色输液筐，遇有一家有两个或两个以上、姓名相似的孩子同时输液，将配制好的液体放入较为显眼的绿色输液筐，提醒护士穿刺前需加强与家长核对患儿姓名及年龄，反复确认，以确保医嘱正确执行。

3. 设计情境模拟，培养年轻护士如何在嘈杂的工作环境中不受干扰、认真执行查对流程与制度。

十八、患者身份识别制度落实不到位致给药对象错误

（一）案例回顾

1. 发生经过

11:30，静脉输液配置中心将配置好的完全胃肠外营养（TPN）大袋送至病区，放置于治疗台上。12:00，患者 A 需更换 TPN 营养大袋，责任护士拿取治疗台上其中一袋 TPN 营养大袋，未进行核对便给予更换，12:05，同病室患者 B 需更换 TPN 营养大袋时，责任护士找不到患者 B 的 TPN 营养液，排查发现患者 A 的 TPN 营养大袋还在治疗台上，责任护士至床边查看，发现将 B 床患者的营养大袋错换予患者 A。

2. 处理过程

立即停止患者 A 营养输注，同时汇报医生，密切观察患者有无不适症状。重新申请配置患者 B 的 TPN 营养液。

（二）案例点评

1. 科室治疗台分区不明显，TPN 营养大袋放置凌乱，护士易拿错。

2. TPN 营养大袋外套避光袋，而标签粘贴位置未在避光袋的观察窗处，不便于护士查看标签上患者信息。

3. 护士在操作前后未严格执行查对制度和输液操作规程，未执行患者身份识别制度。

（三）改进

1. 落实病房环境标准化，对治疗室台面进行改造，重新划出 TPN 营养大袋放置区域。

2. 与静脉输液配置中心沟通，将 TPN 营养大袋标签粘贴在避光袋的观察窗位置，便于护士查看输液标签上患者信息。

3. 定期组织核心制度培训和考核，并将"三查八对"提示标识贴于治疗室、治疗车，随时提醒护士认真执行查对制度，护理组长、护士长不定期跟班检查。

十九、瓶签信息显示不完整致给药种类错误

（一）案例回顾

1. 发生经过

2床急性胰腺炎患者，既往有糖尿病病史20余年。患者入院第六天14:00在内镜中心置入鼻空肠管，16:00遵医嘱予以肠内营养乳剂TPF-D（瑞代）250 ml鼻饲，办公护士A审核长期医嘱，分解药嘱后，打印瓶签"肠内营养乳剂250 ml鼻饲q.d."，交给了轮转护士B。

因药房当日下午已送药，轮转护士B将8床患者次日的肠内营养乳剂借给2床患者使用，晚夜班交接班时，夜班护士发现患者泵入的是"肠内营养乳剂TP-HE（瑞高）"，二人查看原始医嘱后发现长期医嘱为"肠内营养乳剂TPF-D 250 ml鼻饲q.d."，而非"肠内营养乳剂TP-HE 250 ml鼻饲q.d."，而营养液瓶签上只显示"肠内营养乳剂250 ml鼻饲q.d."。

2. 处理过程

立即停止输注肠内营养制剂，汇报医生，监测患者末梢血糖14.6 mmol/L，遵医嘱予以普通胰岛素4 IU皮下注射，患者血糖降至10.1 mmol/L，药房取药，予以更换肠内营养乳剂TPF-D（瑞代）继续输注。

（二）案例点评

1. 护士在执行医嘱时，未落实双人查对。

2. 护士不知晓肠内营养乳剂 TPF-D（瑞代）和肠内营养乳剂 TP-HE（瑞高）的适应证。

3. 医嘱系统打印出来的贴瓶签，"肠内营养乳剂"通用名显示不全，商品名不能显示，造成护士辨识不清。

4. 临时医嘱需临时取药，避免借用导致发放核对药品环节缺失。

（三）知识链接

瑞代的碳水化合物主要为果糖和缓释淀粉（木薯淀粉与玉米淀粉）。一方面，缓释淀粉通过形成氢键聚合物或脂肪–淀粉复合物，延缓水解速率，消化吸收慢，延迟葡萄糖入血，生糖指数低，减慢血糖升高，且无明显餐后高峰形成，有助于血糖稳定。另一方面，果糖的血糖生成指数比麦芽糊精和葡萄糖低，能有效降低餐后血糖，糖尿病患者或健康人口服果糖比口服等量淀粉、葡萄糖、蔗糖对血糖的影响小。

（四）改进

1. 护士在执行医嘱时应落实摆药者和核对者双人核对。核对时将"贴瓶签"与医嘱执行单（或 PDA 执行信息）进行核对，确保执行准确。

2. 组织护士学习不同肠内营养制剂的相关药理知识。

3. 改进信息系统的打印形式，将药品的通用名和商品名全部显示出来，便于护士核对。

4. 严格执行医嘱执行制度。

二十、标签使用不规范致溶液误输

（一）案例回顾

1. 发生经过

医护人员抢救一位失血性休克患者，护士 A 遵医嘱在床边配制一瓶肝素生理盐水冲管液为动脉置管冲管，配制后将未贴标签的液体放在患者床头，去护士站取标签。此时患者需更换血袋，护士 B 拿起未贴标签的液体作为生理盐水给患者输注，护士 A 返回后发现错误，此时已输入肝素生理盐水 10 ml。

2. 处理过程

立即停止输液、更换输液器和液体，同时汇报医生。遵医嘱予鱼精蛋白对抗肝素作用，动态监测患者情况，查凝血功能在正常范围。

（二）案例点评

1. 护士违反操作规程，未先贴标签再配制药液。
2. 护士未交接无标签的液体便离开。
3. 护士对已开封无标签的液体未查对，也未提出疑问。

（三）改进

1. 规范护理操作，严格执行操作规程，先贴标签再配置药液。
2. 急救时使用的所有药品、液体，都需注明药液的名称、剂量、给药途径等相关信息，双人核对无误方可使用。

　　3. 如发现未贴标签已开封无法确认的液体应予以丢弃，不得使用。

二十一、卡文输液袋破裂致药液浪费

（一）案例回顾

1. 发生经过

护士为患者更换输液，液体为由静配中心配置并送至病区的"卡文 1 440 ml+10% KCl 30 ml"。液体输注约 5 min，护士巡视病房时发现药液有滴漏，仔细检查后发现卡文包装袋左下角有一约 2 mm 裂口，药液从此裂口渗出。

2. 处理过程

护士立即更换药液，联系静配中心反映该情况，予以更换新的药液。

（二）案例点评

1. 静配中心与病区之间无药液交接规范和流程，当药液出现问题时，无法判定原因。

2. 卡文输液袋有三个腔，使用前需要混匀，护士对混匀的方法和技巧未完全掌握。

3. 护士执行输液操作时未严格执行"三查七对"，输注前未及时查对发现输液袋破损。

（三）知识链接

卡文注射液为肠外营养药，用于不能或功能不全或被禁忌经口/肠道摄取营养的成人患者。包装袋分为内袋与外袋，在内袋与外袋之间放置氧吸收剂。内袋由两条可剥离封条分隔成三个独立的腔室，分别装有葡萄糖注射液、氨基酸注射液及脂肪乳注射液。使用前，须开通可剥离封条并将三个腔室中的液体混合均匀，三腔袋的混合溶液为白色乳状液体。

（四）改进

1. 病区和静配中心共同协商，制定配送药物交接流程，特殊药物使用交接单，交接时双方核对签字。

2. 组织全科护士学习卡文注射液的使用规范和要求，集中示教并考核卡文注射液的混匀方法。

3. 指导护士严格执行"三查七对"，特别关注药物的外观和质量。

02 篇

管道管理

GUANDAO GUANLI

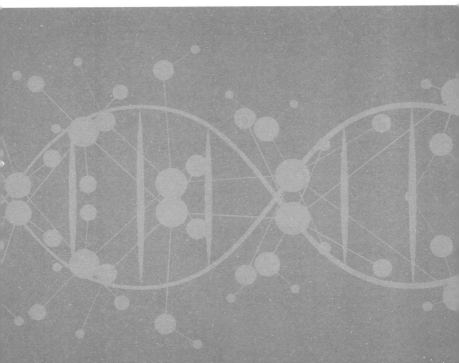

二十二、输液接头连接不当致中心静脉导管 非计划拔管

(一)案例回顾

1. 发生经过

10:30医生于患者床边行右锁骨下中心静脉置管术,置管成功后,直接将中心静脉导管与一次性输液延长管相连,进行全胃肠外营养输注。责任护士A于11:00进行输液巡视时,发现中心静脉导管与一次性输液延长管之间未使用输液接头连接,遂准备进行调整,但手工无法拧开,故使用止血钳辅助操作,操作中因用力过猛导致一次性输液延长管乳头发生断裂,卡在右锁骨下中心静脉导管末端,无法分离。

2. 处理过程

立即汇报护士长,护士长使用无菌器械多次尝试取出断裂的一次性输液延长管乳头,均未成功。11:30告知管床医生,并向患者解释道歉,获得患者谅解后立即床边拔除中心静脉导管,予以重新置管。

(二)案例点评

1. 目前,临床常用的普通输液延长管和中心静脉导管的接口常为聚氯乙烯材料,两者连接过于紧密时,内部阻力较大,且接头外表光滑,难以徒手分离。

2. 一次性输液延长管接口设计与中心静脉导管不匹配,易

导致接头松动或卡住。

（三）知识链接

输液接头

1. 种类

输液接头包括无针接头、肝素帽和三通接头。无针接头按内部机制可分为分隔膜接头和机械阀接头；按其功能可分为正压接头、恒压接头和负压接头。另外，还有新型抗菌涂层接头，如带有纳米银涂层的无针接头。

2. 应用

① 应以螺口设计保证血管通路装置与输液接头紧密连接。② 外周静脉导管末端宜使用无针接头。③ 宜选择结构简单、外观透明的无针接头连接导管。④ 导管相关性血流感染高危患者可使用新型抗菌涂层接头。⑤ 加压输注液体时（3.5 ml/s），应评估输液接头能承受的压力范围（参照产品说明书）。⑥ 应根据输液接头功能类型决定冲管、夹闭以及断开注射器的顺序（参照产品说明书）。⑦ 需要快速输液时，不宜使用无针接头，因其会降低输注速度（包括晶体溶液及红细胞悬浮液等）。⑧ 为降低感染风险，应减少三通接头的使用。⑨ 可用预连接无针接头的三通接头或用带无针输液接头的多通路连接管代替三通接头。

3. 消毒

① 合适的消毒剂包括：75% 乙醇溶液、浓度高于 0.5% 的

葡萄糖酸氯己定乙醇溶液、有效碘浓度不低于 0.5% 的聚维酮碘溶液。② 每次连接前应用机械法用力擦拭消毒输液接头的横截面和外围。A.无针接头应选用消毒棉片多方位用力擦拭 5～15 s 并待干，消毒和待干时间根据无针接头的设计和消毒剂的性质决定（可参照产品说明书）。B.抗菌性的无针接头应同样采用机械法用力擦拭。③ 使用含有乙醇或异丙醇的消毒帽可以降低导管相关性血流感染的风险，消毒帽应一次性使用。

4. 更换

① 外周静脉留置针附加的肝素帽或无针接头宜随静脉留置针一同更换；PICC、CVC、输液港附加的肝素帽或无针接头应至少 7 d 更换一次。② 更换无针输液接头的频率不应过于频繁，一般 5～7 d 更换一次（具体产品应参照产品说明书）。③ 以下情况应立即更换输液接头：输液接头内有血液残留或有残留物；完整性受损或被取下；在血管通路装置血液培养取样之前；明确被污染时。④ 三通接头应与输液装置一起更换。

（四）改进

1. 将输液接头的使用纳入标准化的中心静脉置管维护流程，强化医护培训。

2. 规范操作，操作前用物准备齐全。中心静脉置管成功后，立即连接输液接头。

3. 应尽量避免使用坚硬器具强行拧卸导管接头，若不得不使用，建议拧卸时用纱布包裹保护。

二十三、接口裂痕致中心静脉导管提前拔管

（一）案例回顾

1. 发生经过

患者右侧颈部有一深静脉导管，护士为其连接输液管道进行输液。5分钟后家属告知护士输液漏水，患者病员服浸湿，护士立即至床边查看，输液管道连接完好，导管接口处有裂痕导致输液渗出。

2. 处理过程

停止输液，取下输液接头发现导管裂痕长度约 1 cm，因导管接头处与导管为一体式，无法继续使用，与家属沟通，医生给予拔除，护士重新穿刺留置针继续输液。

（二）案例点评

1. 护士输液操作欠规范，输液时未仔细检查输液导管是否密闭。

2. 护士缺乏风险防范意识，输液接头拧得过紧易导致接头裂痕。

3. 导管材质存在问题。

（三）改进

1. 护士在执行中心静脉导管输液时，严格按照操作流程，仔细检查各导管及连接处是否有松动或裂痕。

2. 加强护士风险防范意识，熟悉各操作或导管常见及罕见并发症；规范更换输液接头，接头衔接松紧适宜。

3. 向医院耗材管理部门上报该例导管问题。

二十四、镇痛镇静不达标致气管插管非计划性拔管

（一）案例回顾

1. 发生经过

患者在瑞芬太尼 0.03 μg/（kg·min）、丙泊酚 30 mg/h 持续静脉泵入下出现：烦躁不安、呼吸机频繁报警、CPOT4 分、RASS3 分，责任护士检查发现经口气管插管口腔段被咬扁，吸痰管无法插入，呼吸机波形显示：漏气明显，血氧饱和度下降至 80%。

2. 主要处理过程

立即汇报医生，遵医嘱拔除经口气管插管，并 CE 手法开放气道，面罩接呼吸机辅助呼吸，维持血氧饱和度在 90% 以上，再次行经口气管插管，呼吸机辅助呼吸。

（二）案例点评

1. 患者为癌性疼痛，未做好医护联合镇痛管理。

2. 责任护士未根据患者病情及时进行镇痛镇静评分，未与管床医生进行有效沟通。

3. 气管插管材质不佳，易变形。

（三）改进

1. 识别与管理高危患者，制定镇痛镇静目标并严格执行，每日评估镇痛镇静要求，和医生及时有效沟通，做好管理和预

防措施。

2. 加强与气管插管患者的有效沟通，制作卡片、手势图或准备纸笔，主动了解患者的需求。

3. 优化或更换气管插管材质。

二十五、约束不规范致 ICU 气管插管患者非计划拔管

（一）案例回顾

1. 发生经过

21:00 ICU 护士 A 同时照护 1~2 床 2 位患者。护士 A 为 1 床患者翻身后至 2 床进行护理操作。5 min 后，听见 1 床监护仪和呼吸机报警，立即至 1 床，发现患者将气管插管拔除，右手约束带和乒乓手套已经松脱。

2. 处理过程

立即汇报医生，给予患者双鼻式吸氧 5 L/min，监测 SPO_2 为 96%，生命体征平稳，安抚患者，未再次置管。

（二）案例点评

1. 护士在给患者翻身后未复评患者镇痛、镇静状态。

2. 护士为患者翻身后未评价约束效果。

3. 约束用具的性能欠佳。约束乒乓手套内无分隔手指装置，患者手掌在乒乓手套内容易翻转，有挣脱约束的风险。

（三）知识链接

约束注意事项：

1. 严格掌握应用指征，注意维护患者自尊。

2. 实施约束时，将患者肢体处于功能位，约束带松紧适

宜，以能伸进一、二手指为原则，约束胸、腹部时，保持其正常的呼吸功能。

3. 密切观察约束肢体的末梢循环情况及皮肤完整性。

4. 保护性约束属制动措施，使用时间不宜过长，病情稳定或者治疗结束后，应及时解除约束。需较长时间约束者，每2小时松解约束带1次并活动肢体，协助患者翻身、局部皮肤护理。

5. 准确记录并交接班，包括约束的原因、时间、约束带的数目、约束部位、约束部位皮肤状况、解除约束时间等。

（四）改进

1. 护士在给患者操作后需对患者的镇痛、镇静状态再次评估。复评后的结果如不在目标范围，应及时向医生汇报。

2. 提高护士的风险意识。护士在给予患者每次翻身后及时评估患者的约束效果。确保乒乓手套硬底在掌心侧，约束带系在床栏下方。

3. 改进约束用具。在原使用的无分隔手指手套的基础上增加分隔指套，将患者手指戴入对应指套，有效防止患者的手在乒乓手套内翻转，提高约束效果。

二十六、约束不规范致 PICC 导管意外滑脱

（一）案例回顾

1. 发生经过

患者因化疗需要，予右侧手臂置入 PICC 导管。患者血小板低导致穿刺点渗血较多，置管护士予弹力绷带加压包扎。因患者化疗输液量大，责任护士将输液管路末端连接 3 个三通，同时接三路药物静脉泵入。患者因疾病疼痛，夜间一直辗转不安，次日晨 03:30，夜班护士巡房时，发现患者 PICC 导管滑脱体外约 20 cm。

2. 处理过程

立即予暂停输液，封管，汇报值班医生，遵医嘱予拔除 PICC 导管，后重新置管。

（二）案例点评

1. 导管未妥善固定，末端过重，牵拉导管滑脱。

2. 护士管道交接、巡视不到位，未查看局部穿刺和导管固定情况。

3. 对于躁动、疼痛患者评估不到位，护士未及时采取保护措施。

（三）知识链接

PICC 导管尖端选用上腔静脉中下 1/3 处，在导管留置期

间，可因导管固定不正确等原因，使导管外露部分发生移动，导管脱出或吞入体内，并因此可引发与之相关的并发症，如果导管吞入体内超过 3 cm，尖端会进入心房，可出现心律失常、心前区不适等，而且也会因体外导管进入体内，增加血流感染的几率。如果导管脱出 3 cm 以上，导管有可能脱出上腔静脉，尖端位于无名静脉或锁骨下静脉，定位不在最佳位置，可出现导管内回血、静脉血栓等并发症。

外露导管呈"C""S"或"U"型摆放，用贴膜＋胶带双重固定，以缓冲外力或活动时对导管的牵拉，必要时，可予患者袜套或弹力绷带辅助固定。

（四）改进

1. 严格执行 PICC 置管和维护操作规范，妥善固定，防止脱管。

2. 责任护士对于置管后患者应实施个体化评估、护理及健康宣教，按规范进行交接。

3. 做好躁动、疼痛患者的风险评估，并采取相应防护措施，安抚患者。

二十七、鼻肠管固定不规范致患者转运中非计划拔管

（一）案例回顾

1. 发生经过

患者林女士，65岁，术后由重症监护室转回病区第一天，意识模糊、烦躁不安，给予约束手套进行约束，术后留置鼻肠管给予肠内营养，当日鼻贴卷边，因需紧急外出行CT检查未及时更换鼻贴。检查途中，患者挣脱约束，自行将鼻肠管拔除。

2. 处理过程

患者检查完毕返回病房后予重新置管。

（二）案例点评

1. 未妥善固定鼻肠导管。

2. 医护在转运过程中约束管理不到位。

3. 患者意识不清，因疼痛导致烦躁，未及时给予镇静镇痛。

（三）改进

1. 制定《导管滑脱风险评估单》，改进鼻肠管固定方法，使固定更牢固。

2. 做好患者转运管理。规范危重患者院内转运流程与预

案，若患者在转运过程中发生情绪烦躁、精神异常等情况，要对患者的四肢进行有效约束。

3. 做好患者镇静镇痛管理。

二十八、服用安眠药患者管理不当致鼻肠管非计划拔管

（一）案例回顾

1. 发生经过

03:30 一位行鼻肠管肠内营养治疗患者诉入睡困难，遵医嘱予口服思诺思 10 mg 后安睡。凌晨抽血、发药患者均能配合。

06:30 患者自行拔出鼻肠管，此时患者神志模糊，答不切题。

2. 处理经过

立即汇报医生，协助患者绝对卧床，检查患者无呛咳及呼吸困难。遵医嘱急查血气分析示：pH7.46，予面罩吸氧 10 L/min。06:50 患者神志转清，对之前行为记忆不清，情绪稳定，配合治疗护理。

（二）案例点评

1. 护士对常用精神类药品的不良反应相关知识掌握欠缺。

2. 护士工作中未集中操作，对于服用安眠药患者反复多次进行操作打扰。

（三）知识链接

酒石酸唑吡坦（思诺思）是非苯二氮䓬类安眠药，具有吸

收快、起效迅速的特点，口服后 0.5～2 h 血药浓度达峰值，作用可维持 6 h，可能会导致神经、精神的不良反应，引起睡眠综合征行为，包括驾车梦游、梦游做饭和吃东西等潜在危险行为。

（四）改进

1. 组织护士学习并掌握精神类常用药品相关知识及不良反应，用药前向患者和家属做好宣教，用药后做好药物疗效、不良反应及患者神志的观察，患者入睡期间勿打扰，加强巡视，并做好交接班工作。

2. 对于有管道的患者经过评估，可适当予以保护性约束，防止意外拔管。

二十九、更换床单操作不当致气管插管滑脱

（一）案例回顾

1. 发生经过

14:50 护士 A（责任护士）与护士 B（实习护士）为鼻插管连接呼吸机患儿更换床单，经护士 A 评估，患儿气管插管固定良好，病情平稳，可以为其更换床单，指导护士 B 轻缓抱起患儿，此时呼吸机管路固定于床栏，护士 B 抱起患儿时用力过大，抱离床面过高，导致鼻插管一次性完全脱出。患儿心率及氧饱和度均下降。

2. 处理过程

立即复苏囊加压给氧，同时呼叫医生，准备插管物品、药品，2 min 后协助医生重新插管成功，接呼吸机辅助呼吸，患儿心率及氧饱和度恢复至正常。重新插管后 10 min 复查动脉血气分析结果正常。

（二）案例点评

1. 护士护理风险评估不足，未评估管道固定在床栏上时的可移动度。

2. 护士在带教过程中指导不全面，未告知实习护士如何正确协助抱起患儿，也未对其实际操作能力进行评估。

3. 护士为带有气管插管的患儿更换床单时，未按操作流程要求的至少两名注册护士共同完成。

（三）知识链接

非计划拔管（UEX）是指未经医务人员同意，患者自行拔出管道，或其他原因（包括医护人员操作不当）造成的拔管，UEX 是院内发生率较高的护理不良事件。

医疗护理操作不当是导致气管插管发生 UEX 的因素之一，如未妥善调节固定好导管、医生进行腰穿、护士在口腔护理、吸痰或翻身及更换患者体位时，动作不当或用力过猛致使导管被牵拉过度而脱出，此外，在转运患者做检查途中或搬运患者时，由于动作不一致，简易呼吸囊的牵拉也易使气管插管脱出。气管插管一旦滑脱，对患者造成伤害，甚至危及患者生命。

（四）改进

1. 护士为带管患儿更换床单及其他有可能发生脱管的操作前，充分评估管道固定情况，操作中动作轻柔，加强观察，以免发生 UEX。

2. 护士为带有气管插管的患儿更换床单时，必须至少两名注册护士共同完成。

3. 加强护理安全管理，日常工作中要及时评估 UEX 危险因素，做好防范。

三十、风险评估不足致十二指肠营养管意外滑脱

（一）案例回顾

1. 发生经过

17:00护士A（ICU护士）用推床将患儿由ICU转至普通病房，患儿置有CVC一根，胸腔闭式引流管一根，十二指肠营养管一根，同时使用两台双道微量注射泵输注三种药物，三根输液延长管均连接在CVC。到床边后，护士A与护士B（病房责任护士）进行交接，与家属共同将患儿由推床搬至病床，患儿出现呛咳，发现鼻翼处固定十二指肠营养管的胶布松脱，管道滑出，尾端压在患儿身下。

2. 处理过程

立即汇报医生，拔出十二指肠营养管，清理呼吸道。患儿病情稳定后医生重新置入十二指肠营养管，护士协助妥善固定，根据医嘱按时给予肠内营养。

（二）案例点评

1. 护士在转运患儿前未对各路管道固定情况做好充分评估，未将十二指肠营养管外露管道妥善固定。

2. 护士与家长搬运患儿时，未对家长进行指导，未告知家长搬动时注意防止管道滑脱，且动作未协调一致，导致十二指肠营养管牵拉滑脱。

（三）知识链接

术后留置胃管及十二指肠营养管可减轻胃内气体液体滞留，防止胃过度膨胀，减轻吻合口的张力，预防吻合口瘘的发生，且可通过十二指肠营养管及早补充营养，促进康复。十二指肠营养管的在位与通畅是保证患儿营养的基础，肠内营养可避免经口或经静脉补充营养造成的并发症，促进肠蠕动，防止或减少肠粘连。因此防止 UEX 有重要的意义。

（四）改进

1. 护士在转运患儿前进行全面评估，妥善固定各类导管。

2. 在搬运患儿前安置好管道，以防搬运过程中被牵拉，导致脱管。

3. 设计情景模拟培训，保证搬运动作协调一致。

三十一、导管固定不规范致透析患者静脉内漏针滑脱

（一）案例回顾

1. 发生经过

患者，72岁，维持性血液透析2年，四肢轻度感觉障碍。本次透析至3小时20分时患者翻身后牵拉到穿刺针，感知到穿刺侧手臂有湿热感，发现静脉穿刺处渗血，立即呼叫责任护士。经查发现静脉穿刺针针尖2/3滑脱出血管外。

2. 处理过程

立即停泵，夹闭穿刺针，并汇报医生，测血压89/54 mmHg，遵医嘱予以生理盐水500 ml经动脉端回血下机，下机后复测血压140/86 mmHg，患者失血量约为300 ml，未诉不适。急查血常规示：Hb 71 g/L（透析前Hb 78 g/L），予以住院留观。

（二）案例点评

1. 风险管理不到位，未能评估到特殊患者在透析过程中存在的各种风险。

2. 观察巡视不到位，未能及时发现患者静脉穿刺针滑脱。

3. 对患者的健康教育不到位，未指导透析时翻身等活动幅度。

（三）改进

1. 加强风险管理，针对感觉异常、透析中频繁改变体位的

患者进行约束评分，并强化穿刺针的固定：常规固定后，加用弹力绷带将管路和穿刺针做"U"形固定，同时管路预留患者活动空间的长度。

2. 加强观察巡视，除了观察穿刺部位有无渗血，还要仔细检查穿刺针有无脱出、移位等异常现象。病人翻身时和翻身后护士均要观察管路和穿刺针是否受到牵拉。

3. 加强健康教育，要交代患者透析过程中勿大幅度变动体位。

三十二、中心静脉导管夹闭不当致血液透析患者导管口渗血

（一）案例回顾

1. 发生经过

护士 A 在中心静脉导管患者血液透析的下机回血时，在动脉侧血路回血完成后，提前断开管路与导管动脉端的连接并夹闭导管夹。待全部回血完毕后，准备给患者封管时，发现因导管动脉端的夹子夹偏导致导管口渗血约 20 ml。

2. 处理过程

立即重新夹闭该导管夹，消毒导管口，按透析用导管封管流程进行操作，并安抚患者。

（二）案例点评

1. 护士下机时未规范执行密闭式回血流程，提前断开血路管与导管的连接。

2. 护士未按规定在夹闭导管夹子过程中，检查并确保导管在夹子的中央部位。

3. 下机过程中没有关注导管的局部情况，因而没有第一时间发现导管口渗血。

（三）知识链接

《血液净化标准操作规程》（2010 版）明确提出血液透析

结束后，采取密闭式回血方法，常用的方法是：降低血流速至100 ml/min，夹闭血泵前动脉管路，打开动脉管路预冲侧管，将存留在侧管内的血液回输20～30秒，关血泵，用重力回输动脉管路血液，动脉端回输完毕后，夹闭动脉管路和动脉穿刺针夹子，打开血泵（100 ml/min），用生理盐水全程回血，可左右转动滤器，但不得用手挤压静脉端管路，当生理盐水回输至静脉壶，安全夹自动关闭后，停止回血，夹闭静脉管路和静脉穿刺针夹子，对于内瘘压力过高，移植物内瘘或处于高凝状态、无肝素透析的患者，可采用特殊回血方法（改良式密闭回血方法）。

（四）改进

1. 规范执行血液透析下机操作流程，一定要进行密闭式回血，且全部回血工作完成后再断开血路管与导管的连接，集中精力进行导管的操作。

2. 护士在进行夹闭导管的操作过程中，一定要检查导管是否处在夹子的中央部位，确保导管完全夹闭。

3. 下机过程中注意观察导管局部情况，做到异常情况早发现、早处理。

三十三、未确认药物配伍禁忌致 PICC 导管堵管

（一）案例回顾

1. 发生经过

患者入院第二天，静脉治疗专科护士遵医嘱给予患者左手贵要静脉置入 PICC 导管。16:00，责任护士经 PICC 导管进行两路输液同时泵入，一路：埃索美拉唑 80 mg+ 生理盐水 50 ml，速度为 5 ml/h；另一路：生长抑素 3 mg+ 生理盐水 50 ml，速度为 3 ml/h。19:30 静脉输注泵报警，护士床边检查评估，初步判断 PICC 导管堵塞。

2. 处理过程

立即使用生理盐水 20 ml 脉冲后导管通畅。

（二）案例点评

护士缺乏药物配伍禁忌相关知识。

（三）知识链接

埃索美拉唑与生长抑素在同一管腔缓慢输入过程中可以产生沉淀，一定时间后可形成白色结晶，建议在临床上避免同时输注上述两种药物，若患者病情需要同时应用两种药物时，护理人员应该在不同的血管通路分开输注，避免对患者造成身体伤害或药物浪费。

（四）改进

查阅文献归纳总结科室常用药物之间的配伍禁忌，内容制作成文字版并组织科室护理人员学习。

三十四、病情观察不到位致精神疾病患者术后自剪引流管

（一）案例回顾

1. 发生经过

21:10 晚班护士巡视病房，发现一位有精神疾病病史的术后 2 日患者平躺于病床，自言自语，精神亢奋，查看其腹腔引流管固定在位。22:00 护士发现该患者独自一人在走廊行走，立即查看，发现其引流管被剪断，外露 5 cm，未见液体流出，伤口处缝线在位，周围皮肤完好，患者自诉"刚刚用指甲剪把肚子上管子剪了"。

2. 处理过程

当班护士立即用止血钳夹闭引流管，汇报值班医生及管床医生，扶患者回病房卧床休息，唤醒家属，嘱其加强看护。患者未诉不适，测量生命体征均正常。值班医生查看患者后拔除腹腔引流管，予以无菌纱布按压腹部伤口 30 min 并包扎。

（二）案例点评

1. 护士对有精神疾病病史患者的安全风险管理意识薄弱，虽对家属反复宣教但未评价效果，巡视发现患者精神亢奋但未给予足够的重视。

2. 护士对患者住院期间利器管理不当。

3. 护士对此类患者未动态评价服用奥氮平片后效果。当患

者服药后仍有烦躁时，未及时汇报医生予以处理。

（三）改进

1. 护士提高安全风险管理意识，对有精神疾病病史的患者加强巡视，鼓励家属积极参与患者安全管理，发现异常及时汇报并给予处理。

2. 护士加强对住院患者的利器管理。

3. 护士加强对精神疾病病史患者的动态评估，同时关注用药效果，及时汇报医生。

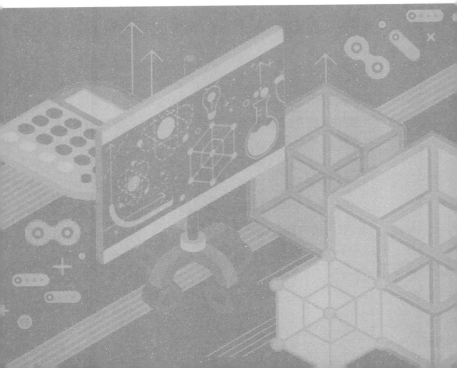

03篇

核心制度

HEXIN ZHIDU

三十五、信息核对不规范致患儿腕带佩戴错误

（一）案例回顾

1. 发生经过

13:05 手术室人员到无陪病区接患儿手术，护士 A（责任护士）与其核对患儿身份时，发现患儿腕带不知何时滑落，床单元及周围未寻到，遂重新打印腕带给患儿佩戴，手术室人员未完成腕带核对便将患儿接走。

13:10 手术室护士电话至病房，告知患儿腕带上信息与手术通知单信息不一致，同时将患儿送回病房。责任护士再次核查后发现之前打印腕带时错打了另一床患儿的腕带给手术患儿佩戴。

2. 处理过程

立即汇报护士长，双人反复核对，确认后再次打印腕带核对给患儿佩戴，按手术患者交接流程与手术室人员进行核对、交接，患儿接进手术室手术。

（二）案例点评

1. 护士给患儿重新打印腕带并佩戴时未严格执行腕带核对制度，未经双人核对即将腕带给患儿佩戴。

2. 未严格执行手术病人交接制度，未经核对身份信息即将患儿接入手术室。

（三）改进

1. 严格落实腕带识别制度和身份识别制度。

2. 信息系统建立手术闭环管理，手术患儿交接时除双方核对，同时通过 PDA 扫描腕带确认患儿身份。

三十六、核对不规范致新生儿腕带信息错误

（一）案例回顾

1. 发生经过

15:18 王某剖宫产一男婴，手术室护士 A 打印新生儿腕带时，打印机故障，连续打出多条腕带，A 护士取下最后两条腕带确认性别为男婴，随即交与巡回护士 B。

护士 B 手持腕带与产妇核对："你叫王某吗？生的是男宝宝吗？"产妇回答："是的"。护士 B 即为新生儿佩戴两条腕带，手术结束后仅核对新生儿性别无误后护送产妇及新生儿回病房，在与病区护士交接时，病区护士发现新生儿腕带产妇信息错误。

2. 处理过程

手术室护士 B 立即重新核后，修正腕带信息并打印，与病房护士共同核对新腕带，确认无误后佩戴，并向家属解释。

（二）案例点评

1. 打印机故障造成多条腕带同时打印，护士仅核对新生儿性别，未核对腕带姓名、住院号等信息，佩戴前未进行双人核对。

2. 护士核对产妇姓名方式错误，未采用反问姓名法核对。

3. 母婴出手术室前，未再次进行双人核对产妇及新生儿信息。

（三）改进

1. 严格落实查对制度，打印好的腕带经双人核对，确认信息正确方可佩戴。

2. 新生儿离开手术室前，再次双人核对，确保信息正确。

3. 护理操作前，采取开放式提问法，且采用至少两种核对方法确认患者身份。

4. 打印机使用前评估性能，确认完好方可使用。如在使用时突遇故障，应强化双人核查，确保无误后方可执行。

三十七、查对不规范致患儿重复检查

（一）案例回顾

1. 发生经过

11:25，护士 A（责任护士）接到护士 B（办公室护士）通知：65 床患儿家长在病区外等候接患儿去进行核磁检查。护士 A 来到 68 床患儿床边，未核对床头牌信息及腕带，即将 68 床抱出病区，交给 65 床家长，家长未发现该患儿不是自己家的孩子。

12:30，检查完毕，家长将患儿抱回交予护士 C，护士 C 至 65 床时发现该患儿在床，核查后发现之前抱错患儿。

2. 处理经过

立即汇报医生、当班组长、护士长，并与核磁室沟通，下午由护士 A 将 65 床患儿抱至核磁室检查。

（二）案例点评

1. 护士在接到检查医嘱时未打印执行单，仅口头通知责任护士。

2. 护士执行检查医嘱时，未落实身份识别与查对制度。

3. 科室无陪护患儿外出检查流程不规范。

4. 护士在与家长交接患儿时，未落实身份识别与查对制度。

（三）改进

1. 各项护理操作严格执行身份识别和查对制度。

2. 科室制定无陪护患儿外出检查流程与规范。

3. 护士在与家长交接患儿时严格落实身份识别制度，与家长共同核对患儿信息。

三十八、查对制度未落实致患者误做检查

（一）案例回顾

1. 发生经过

护士在登记25床患者胃镜申请单时，误将患者的年龄31岁看成了床号31床，将25床登记成了31床。办公护士核对时未发现错误，护士便去病房通知31床患者胃镜检查并告知注意事项。陪检师傅第二天陪检时发现只有25床的胃镜申请单，未与护士再次确认，便引导31床前往胃镜室行胃镜检查。在胃镜检查过程中发现患者错误。

2. 处理过程

汇报医生，密切观察，患者未有不良后果，向患者做好解释工作。

（二）案例点评

1. 责任护士与核对的办公护士均未严格执行查对制度。

2. 护理信息化建设不全面，病区检查项目多，电脑打印不出检查项目执行单，护士必须人工转抄核对之后再通知患者。

3. 陪检师傅发现没有31床的胃镜检查单，只有25床的胃镜检查单时，未及时与护士沟通。

4. 责任护士对患者病情了解不足，不清楚患者不需要进行胃镜检查。

（三）改进

1. 严格执行病区通知辅助检查流程，认真执行查对制度，保证检查通知正确。

2. 加强与陪检人员沟通，告知其严格按照检查单陪检，有疑问时及时与医生或护士沟通。

3. 加强护理信息化建设，采用电脑系统自动生成打印各项检查单，杜绝手抄错误。

4. 责任护士应熟悉患者基本病情及辅助检查项目。

三十九、采血未核对身份致患者采血错误

（一）案例回顾

1. 发生经过

两位患者同一天至门诊就诊，患者一：李某，男，64 岁，甲亢，当日医嘱为：血常规、生化全套、甲功五项，且医生要求其下周一进行采血。患者二：赵某，男，87 岁，前列腺癌，当日医嘱为：血清总前列腺特异性抗原，嘱其当天采血。

周一患者李某前来采血，护士 A 查询发现系统显示其已于就诊当天由护士 B 完成采血，报告已出，但患者未取。

此时患者赵某来院取报告不成功，护士长发现其拿着李某的导诊单和采血回执单，及其本人的门诊电子病历，再查询发现赵某的采血项目未执行。

2. 处理过程

立即向两位患者解释，先给患者李某完成采血项目。随即调取监控，证实护士 B 采血的对象为赵某不是李某。护士长及时联系实验室删除错误的检验报告。

（二）案例点评

1. 护士在执行操作时，未落实身份识别制度及医嘱查对制度。

2. 在没有腕带及 PDA 执行信息的情况下，采血操作时未加强患者身份的查对，如性别、年龄、诊断等。

（三）改进

1. 护士在门诊采血时严格落实患者身份识别制度。采用"反问姓名法 +ID 号"方式核对，严格落实操作前、操作中、操作后查对。

2. 加强护士对门诊患者身份核查，及时识别门诊患者拿错导诊单的情况，必要时核对身份证或者医保卡。

四十、身份核对未落实致血标本与患者不匹配

（一）案例回顾

1. 发生经过

两位同名同姓患者，先后挂了同一天上午同一医生门诊号，且年龄相仿（64/65 岁），但性别不同（男／女）；医生接诊男患者时，在女患者信息下开立医嘱；男患者拿着女患者导诊单交费后至抽血处抽血，抽血处护士核对患者姓名、年龄，未核对就诊卡号与性别，采集了血标本；随后男患者至放射科行CT 检查，CT 室工作人员发现患者性别与导诊单不一致，追溯发现医嘱开立错误、抽血处护士采血错误。

2. 处理过程

抽血护士立即汇报护士长，与男患者及家属当面沟通，封存化验报告单，调出血标本，并协助男患者退费、重新开医嘱缴费、采血检验。

（二）案例点评

1. 接诊医生未严格执行身份识别制度，导致医嘱开立错误。

2. 抽血护士未严格执行身份识别制度，未核对患者就诊卡号、性别，导致采集血标本错误。

3. 门急诊患者未使用就诊卡（医保卡、身份证）进行诊疗。

（三）知识链接

患者身份识别是指医务人员在医疗活动中对患者身份进行查对和核实，以确保正确的治疗用于正确的患者的过程。正确的身份识别是医务人员进行正确的操作和治疗的前提，与此步骤相关的错误有些是不可逆的甚至是致命的，这些错误不仅会造成患者严重的伤害，而且还会侵蚀很多的人力资源和经济资源。患者身份识别的重要性已被大量的科学文献证实。当前，国内外都十分重视医疗安全，各项标准及制度的出台是确保医务人员安全行为落实的保障。美国医疗机构评审国际联合委员会制定了 JCI 国际患者安全目标。

（四）改进

1. 护理人员在执行门急诊患者的检查医嘱，须严格进行身份识别，内容包括患者就诊卡号、姓名、年龄、性别等。

2. 在缴费处、抽血处、检查室等部门有醒目的提醒标识，提醒门诊患者须核对检查单上就诊卡号、姓名、年龄、性别等信息是否相符。

3. 与信息科沟通安装读卡器，门急诊患者在诊疗（就诊、缴费、检查等）时，要读取就诊卡（医保卡、身份证）信息。

四十一、查对不规范致误输过期血液制品

（一）案例回顾

1. 发生经过

20×× 年 10 月 1 日 13:40 护士 A 接到血库送达病区的悬浮少白细胞红细胞 1.5 U，护士 A 与护士 B 接血核对了输血记录单相关信息，但未核对有效日期的具体时间。

14:00 护士 A 与护士 B 床边再次核对后给患者输注悬浮少白细胞红细胞 1.5 U，14:15 护士 C 巡视时发现血袋上有效期是 20×× 年 10 月 1 日 09:51，输血前该血液已过期。

2. 处理过程

立即停止输血，汇报护士长、管床医生、血库，保留血袋，上报护理部及医务处，抽血急查相关的实验室指标，密切关注患者病情变化，患者未出现不良反应。

（二）案例点评

1. 血库工作人员对出库的血液制品未严格核查，将过期血发至病区。

2. 护士输血查对过程中只关注日期，未核对有效期的具体时间点。

（三）改进

1. 血库加强血液制品的管理，严格出库血制品的查对。

2. 修订输血规范，增加在查对环节中的有效期，明确到年、月、日、时、分，加强安全输血的培训。

四十二、交接班不当致患儿输液遗漏皮试

（一）案例回顾

1. 发生经过

21:10 医生给晚间新入院患儿开具医嘱：生理盐水 100 ml + 头孢唑肟钠（益保世灵）0.75 g 静滴 b.i.d.（因患儿当日已在门诊输液治疗，故此组抗生素次日上午开始执行），护士 A（晚班护士）确认医嘱时，发现未开具药物皮试医嘱，提醒医生，医生在医嘱后备注明晨 9:00 行原液皮试，护士 A 处理医嘱后，打印输液瓶贴贴于输液袋上，瓶贴下方有一行小字，备注：明晨 9:00 行原液皮试，护士 A 未在瓶贴上做出明显标识，摆放次日用药，与夜班护士交接班时，未交接新病人医嘱及次日输液前需做皮试。

（次日）08:00 护士 B（治疗护士）与另一护士双人核对输液执行单与输液瓶贴后，进行当日第一组液体配制，核对与配制时均未发现该患儿瓶贴上备注了 09:00 原液皮试，液体配制完成后交予护士 C（责任护士），护士 C 核对患儿身份信息，未向家长询问患儿是否有药物过敏史，是否进行过药物皮试，即给患儿静脉滴注"生理盐水 100 ml + 注射用头孢唑肟钠（益保世灵）0.75 g"，滴速 25～30 滴 /min，患儿输注液体期间无不适。

第三日护士继续给患儿输液，家长询问孩子输注头孢为何

没有做皮试，护士查看护理记录及临时医嘱执行记录，发现漏执行皮试医嘱。

2. 处理过程

立即汇报医生和护士长，主治医生检查患儿无药物过敏症状和体征，向家长解释沟通，严密观察患儿病情变化。患儿病情逐渐好转，顺利出院。

（二）案例点评

1. 医生开具医嘱不规范，皮试医嘱应在临时医嘱界面开具，护士未提醒，导致系统无法生成皮试执行单。

2. 护士未严格落实交接班制度，需下一班执行的医嘱未交班。

3. 护士在核对输液执行单与输液瓶贴时未仔细核对瓶贴上备注信息，造成皮试医嘱遗漏执行。

4. 护士输液时未规范执行给药流程，输注抗生素前未询问药物过敏史，了解皮试结果。

5. 瓶贴上特殊备注无明显标记，核对时易被忽略。

6. 需要做皮试的药物无皮试信息，输液前信息系统无提示途径。

（三）改进

1. 与医生沟通，正确开具皮试医嘱，不能以备注形式，打印皮试执行单，未执行的皮试医嘱执行单做好交接。

2. 护士在交接班时严格落实交接班制度，新病人、特殊事件均要进行书面及口头交接。

3. 贴瓶单上特殊信息备注时，应醒目标记，对未做皮试患者在输液筐里留纸条特别提示。

4. 完善信息系统功能，PDA 扫描药品执行码时，需做皮试的药物若没有皮试信息或皮试结果阳性，系统会出现弹框，设置醒目提醒拦截下一步操作。

四十三、医嘱执行不规范致患者误灌肠

（一）案例回顾

1. 发生经过

医生至护士站口头通知护士：6 床患者下午有排泄性尿路造影需要灌肠；2 床患者听力不好，测血糖后要和患者交代饮食注意事项。护士当时在治疗室并未听清，也未与医生核实，就误以为两个口头医嘱都是给 2 床患者执行，查看 2 床患者病历时，没有看到检查单，自认为医生向患者解释时已发给 2 床患者，故未携带检查通知单就予 2 床患者床边灌肠。

2. 处理经过

汇报医生，医生查看患者，无不适情况，遵医嘱继续观察，安抚患者情绪，做好解释工作。

（二）案例点评

1. 医生与护士之间缺乏有效沟通，未当面交流。

2. 护士非抢救情况下执行口头医嘱；医嘱未听清、执行中有疑问时没有及时向医生澄清确认医嘱信息。

3. 发现检查单缺失没有及时询问确认。

4. 未严格执行护理操作规范和医嘱核对制度。

（三）知识链接

医嘱执行制度相关条目：

1. 按医嘱核对处理流程执行医嘱，执行医嘱后在相应的医疗文件上记录执行时间并签全名。

2. 遇有模糊不清、有疑问的医嘱时，执行医嘱核对处理与澄清流程，必须向医生核实后方可执行。

3. 除抢救或手术过程中，不得执行口头医嘱，执行口头医嘱时，护士须复诵一遍，经医生确认后方可执行。

（四）改进

1. 除抢救中，不得执行口头医嘱，执行口头医嘱时，护士须复诵一遍，经医生确认后方可执行。

2. 严格执行操作规范，遇有模糊不清、有疑问的医嘱时，执行医嘱核对处理与澄清流程，必须向医生核实后方可执行。

四十四、身份信息未核对致患儿误抱

（一）案例回顾

1. 发生经过

10:10，护士 A（办公室护士）通知护士 B（责任护士）把 D1 床患儿抱出给家长行视频脑电图检查，护士 B 当时正在为另一患儿行静脉穿刺，因患儿正在哭闹，把 D1 床听成了 B1 床。

10:15，护士 B 为 B1 床患儿穿好衣服，抱出病房交给正在等候的 D1 床家长，与家长核对患儿身份，由于口音问题未听出床号错误，与家长核对患儿腕带信息时，家长向护士咨询其他问题，护士回答家长问题后未继续核对腕带信息，便将患儿交给家长。

10:18，护士 A 通知护士 B 将 B1 床患儿抱出交予家长外出做检查，护士 B 发现之前听错患儿床号。

2. 处理过程

护士 B 立即追出病区，遇见 D1 床家长抱着患儿等待电梯，耐心解释后将 B1 床患儿抱回，核对后将 D1 床患儿交予家长前去检查。

（二）案例点评

1. 办公护士在接到检查医嘱时未打印执行单，仅口头通知责任护士。

2. 责任护士执行检查医嘱时，未落实身份识别与查对制度。

3. 护士在与家长交接患儿时，未严格执行身份识别。

4. 护士未规范执行无陪护患儿外出检查流程。

（三）改进

1. 责任护士携带检查执行单至患儿床边执行检查医嘱。

2. 科室制定外出检查核对单，双人核对无误并签字后方可由责任护士将患儿抱出。

3. 护士在与家长交接患儿时严格落实身份识别制度。

四十五、身份信息未核对致剖宫产患者接错

（一）案例回顾

1. 发生经过

14:30 一号手术间巡回护士 A 电话通知一病区护士："请送剖宫产手术患者 01 床李荣"，与此同时，二号手术间巡回护士 B 通知二病区护士："请送剖宫产手术患者 02 床李容"。

14:50 两名患者先后送至手术等待区，巡回护士 A 询问患者：请问李荣在吗？二病区患者李容回答：在。巡回护士 A 带二病区李容入手术间。随后巡回护士 B 携二病区 02 床李容病历核对患者腕带时，发现患者信息与手术通知单不符，护士 A 接错患者。

2. 处理过程

手术室立即同时核对两名患者信息，确认无误后，因同为剖宫产手术，手术室立即调整二位产妇手术间，通知参与手术人员，完成手术，同时汇报护士长。

（二）案例点评

1. 巡回护士接患者入手术间时，未严格落实身份识别制度，仅核对姓名，未核对住院号、腕带、病历、手术方式、手术部位与标识等。

2. 护士未使用至少两种方法识别患者身份。

3. 患者在手术等候区未及时悬挂对应手术间号码牌。

（三）改进

1. 巡回护士根据手术通知单信息接送患者，接送过程中至少同时使用两种及以上的方法确认患者身份信息正确。

2. 采取反问式核对确认患者身份，等待患者应答，并采取至少两种标识确认患者身份。

3. 遇同一天手术患者病情、个人信息、手术名称相似的情况，接送人员做到及时提醒。

4. 患者进入手术等待区后，及时悬挂对应的手术间号码牌，提供有效提示。

四十六、采集血标本手工抄写患者信息有误致重复采血

（一）案例回顾

1. 发生经过

检验科电话通知42床患者血标本采血量过少，需重新采集血标本，但因采血条码已被电脑确认，无法重新打印出该检验条码，护士A查看护士站电脑，直接抄取42床床号、姓名、住院号、采血项目，并和护士B核对了当前护理电子病历显示的患者信息，无误后采血。送检标本前护士B再次核对护理电子病历中患者信息时，发现真空采血管上手工抄取的患者信息是上一位已出院患者信息。

2. 处理过程

从护理病历中调取患者信息，双人再次查对后，立即将试管上患者信息进行了更正。

（二）案例点评

1. 血标本不合格时需要重新采集，条形码不能重新打印。

2. 病历系统内患者信息不能及时自动更新，重抄信息时未与病历核对。

3. 护士未规范执行身份识别制度，在为患者进行采血前，未将真空采血管信息与患者腕带信息再次核对。

（三）改进

1. 与信息科沟通，调整信息系统设置：对需重新采样的检验标本条码，可以再次打印，并显示二次采集；每次打开护理电子病历均自动更新收治患者信息。

2. 规范执行操作流程，每次操作前均使用 PDA 核对腕带，以正确识别患者身份信息。

四十七、交叉配血流程执行不规范致配型血标本错误

（一）案例回顾

1. 发生经过

（1）01:00，患者 A 输注红细胞混悬液 2 单位。

（2）08:00，护士评估患者 A 仍有再次输血的可能，多采集一管紫色试管的血，贴上患者的身份信息标签，置于标本盒中备用。

（3）16:30，医生开立输血医嘱，护士打印配血条码，贴在标本盒中多采集供配血用的紫色试管上（实际是患者 B 的），交给实习护士发至输血科。

（4）17:15 输血科反馈，红细胞交叉配血发生凝集，输血科自行复查血型，发现血型不对，通知科室立即重新抽取患者血标本。

2. 处理过程

（1）输血科及时拦截配血错误，未造成不良后果。

（2）护士向患者做好解释，再次抽取备血血样，重新发送至输血科，核对确认无误后执行输血。

（二）案例点评

1. 护士违反医嘱执行制度，无医嘱提前采集血标本。

2. 护士违反输血技术操作规范。

3. 护士查对制度执行不到位，未仔细核对配血条码与试管标签，直接将条码贴于另一名患者备血的紫色试管上。

4. 配血过程如果被人为间断执行，存在极大安全隐患。

（三）改进

1. 杜绝无医嘱护理操作。

2. 护士应严格执行输血技术操作规范，各环节严格执行查对制度。

3. 执行配血时，应现配现送，杜绝提前抽取血标本。

4. 如因各种原因导致配血流程被中断，护士必须从流程第一步重新核对开始执行。

四十八、血标本采集不规范致检验结果异常

（一）案例回顾

1. 发生经过

夜班护士在给患者采集血标本时，因该患者血管条件较差，采完血标本后发现生化全套（黄色管）真空采血管内血量仅 1 ml。为避免给患者造成再次采血的痛苦，护士将血常规（紫色管）真空采血管内的部分血倒入黄色管。11:00 检验科电话报告危急值示：血清钾 21.45 mmol/L。

2. 处理过程

立即汇报医生，向患者解释后重新采集血标本，检验结果显示：血清钾 4.8 mmol/L。

（二）案例点评

1. 护士对真空采血管的分类及用途不清楚。

2. 护士对静脉采血知识掌握不全面，不知晓不同检验项目所需要的血标本要求。

（三）知识链接

紫色采血管：即 EDTA 抗凝管，里面含有抗凝剂，从而防止血液标本凝固。一般适用于血浆检验，如血常规。

黄色采血管：即惰性分离胶促凝管，采血管内添加有惰性分离胶和促凝剂。促凝剂可加速凝血过程，一般适用于血清检

验，如生化全套、电解质等。

（四）改进

1. 梳理本科室常见血液标本采集真空采血管的类型。

2. 组织培训考核护士静脉采血相关知识，提高护士对真空采血管分类和采血注意事项的认识。

四十九、未确认临时医嘱致脱水剂医嘱漏执行

（一）案例回顾

1. 发生经过

17:38 白班医生开临时医嘱"甘露醇 100 ml 静脉滴注"后下班，未与晚夜间值班医生及护士 A（晚班护士）交代。护士 A 下班前口头询问值班医生本班是否开立医嘱，医生告知未开立任何医嘱，护士 A 按时与护士 B（夜班护士）进行交接班，后护士 B 与护士 C（次日白班护士）交接班。

次日 09:05 护士 D（办公班护士）登录 HIS 系统查看新增医嘱，发现前一日甘露醇医嘱未执行。

2. 处理过程

立即汇报医生和护士长，护士长联系晚班护士和夜班医生，后确认医嘱未执行，遵医嘱予患儿甘露醇 100 ml 静脉滴注。

（二）案例点评

1. 晚夜班护士均未按工作流程在 HIS 系统查看本班新增医嘱。

2. 护士未严格执行交接班制度，交接班时未对医嘱完成情况进行交接。

3. 医护之间沟通不畅。

（三）知识链接

该患儿应用甘露醇主要作用是为了降低眼内压，作用于静注后 15 min 内出现，达峰时间为 30～60 min，维持 3～8 h。

（四）改进

1. 护士交班前查看本班有无新增医嘱及执行情况并进行交接。

2. 改进信息系统的新医嘱提示方式，医生开具医嘱后在护士工作站界面弹框提示，医嘱未接收时弹框一直存在。

3. 加强医护沟通，医生在非集中开医嘱时间段开具医嘱时告知护士。

五十、分娩安全核查不规范致纱布遗留

（一）案例回顾

1. 发生经过

21:30 产妇李某宫口开全见胎头拨露，助产士 A 上台接产，助产士 A 与助产士 B 共同清点器械及纱布，核对无误并记录。

21:40 自然分娩一活婴，助产士 A 查体发现产妇阴道壁有一血肿，遂行血肿切开缝合术，缝合过程中助产士 A 要求增加纱布，助产士 B 共添加纱布 2 次，每次 2 块，未核对和及时记录。助产士 A 予纱布压迫止血，缝合完毕后送产妇至产后观察室休息。

助产士 A 下台后与助产士 C 共同清点纱布和器械，完成终末处置。助产士 C 填写"安全分娩核查表"。

23:30 助产士 A 行阴道检查准备将产妇送回病房，发现阴道后穹隆处有异物，将其取出，经辨认是一卷纱布，共 2 块。

2. 处理过程

立即再次行阴道检查，仔细了解两侧阴道壁及后穹隆情况。经双人核查，阴道内无异物残留、无血肿发生、无渗血等异常情况。随后汇报主任和护士长。

（二）案例点评

1. 接产过程中添加 2 次纱布，助产士 B 均未及时进行记录，也未进行双人核对，为遗留纱布留下隐患。

2. 助产士 A 在缝合血肿过程中，未告知助产士 B 需有尾纱进行伤口压迫。

3. 助产士 A 在缝合结束后，下台之前违反技术操作规范，未再次进行阴道及后穹隆各处的检查。

4. 助产士 A 违反手术者与巡回者共同清点核对的制度要求，缝合结束后未与助产士 B 进行器械、纱布等的核查，而是与助产士 C 进行清点、核查。

5. 缝合结束后，助产士 A 未与助产士 B 对表内的所填写的术前、术中、术后纱布的数量再次进行核实，本人未填写《安全分娩核查表》。

（三）知识链接

分娩时的检查内容包括：

1. 接产前评估（产妇及胎儿异常情况、会阴是否需要侧切、是否存在产后出血风险、是否需要新生儿科医生）。

2. 确认分娩前必需用品准备（缩宫素 20 单位抽吸入注射器、产妇静脉通路是否通畅、是否需要备用其他宫缩剂）。

3. 检查新生儿物品功能状态（复苏球囊面罩、负压吸引器功能、复苏台功能状态、气管插管装置、是否监测出新生儿血气分析）。

4. 接产者与产妇及台下医生共同核对（出生时间、新生儿性别、测量新生儿身长体重、与台下医生共同核对胎盘胎膜是否完整）。

5. 分娩结束，认真清点纱布、缝针、器械的数量，两人核对后签名，进行终末处理。

（四）改进

1. 双人核对缝合过程中添加的纱布，一人唱读，一人复述，并及时记录在阴道分娩物品清点单上。

2. 规范使用有尾纱进行伤口渗血压迫。

3. 伤口缝合完毕后，再次仔细检查软产道及盆腔情况。

4. 手术者与巡回者共同清点物品和器械，未参与分娩过程的其他人员不得参与。

5. 分娩核查表由参与分娩过程的两位助产士填写和核对，其他人员不可代填。

五十一、关闭体腔前操作不当致纱布清点不清

（一）案例回顾

1. 发生经过

患者行腹腔镜下胃癌根治术，术中离断胃体前手术医生 A 用一块显影纱布擦拭大网膜。术中标本离体，由负责术中标本处理的医生 B 初步处理后立即送往手术室内病理科。关体腔前手术室护士在执行第一遍清点时发现少一块显影纱布，经多方查找未果。

2. 处理过程

立即汇报医生，手术暂停，予手术野及手术间内寻找未果。请放射科给予术中透视，不在腹腔内。器械护士回忆称大网膜内曾填塞一块显影纱布未取出，医生 B 至病理科检查标本后发现大网膜内包裹有一块显影纱布，随后将显影纱布取回。

（二）案例点评

1. 器械护士术中没有完全掌握所使用纱布的位置和用途。

2. 器械护士在微创手术术中小切口取标本后、关闭腔道前，未严格按照手术清点制度中的时间节点进行清点。

3. 对年轻外科医生有关手术室清点制度、标本处理制度的培训欠缺。

（三）知识链接

腹腔镜手术是一门新发展起来的微创技术，完全契合加速康复外科的理念，是未来手术发展的一个必然趋势。腹腔镜技术为外科领域带来了革新，相比开腹技术，腹腔镜的优点包括减轻术后疼痛，术后可更快恢复正常活动，减少术后并发症，如伤口感染、切口疝等。但也存在手术视野局限纱布残留不易发现，及血管损伤、胃肠穿孔、膀胱穿刺伤、神经损伤等并发症。

（四）改进

1. 器械护士全面掌握手术台上所用物品的数量和用途，及时传递及时收回。

2. 器械护士严格执行手术物品清点制度，对术中手术切口涉及两个及以上部位或腔隙，关闭每个部位或腔隙前等清点时机均认真落实。

3. 巡回护士加强手术间人员管理，管控高危时间节点（如手术标本离室）和高危人群（如年轻医生、实习医生）。对年轻外科医生加强相关职业安全培训。进入到手术间后，手术室护士再次强调清点物品的重要性，并告知与清点相关的注意事项、加强督查。

五十二、术中交接不清致手术敷料遗失

（一）案例回顾

1. 发生经过

腔镜脾脏切除手术中临时需要钝性分离，洗手护士A在巡回护士B离开手术间取物时，擅自将手术台上的小纱布（10 cm×10 cm）剪下四分之一自制成"花生米"递予主刀医生，12:00 手术进行中，巡回护士B因为当天需要值夜班，护士C来接班，护士B与护士C逐项交接，包括纱布、缝针等的数量，13:00 手术即将结束，护士A和护士C共同清点手术用物，护士C发现有一块小纱布缺少四分之一，询问护士A才知道被用于自制"花生米"，但手术台上并没有发现"花生米"，立即告知手术医生暂停手术。

2. 处理过程

手术野及手术台边缘仔细查找，均未发现"花生米"，汇报护士长，行床边X线透视确认手术野后取出异物。

（二）案例点评

1. 洗手护士A手术中将纱布剪下四分之一用于自制"花生米"，未及时告知巡回护士B，违反了清点原则，增加了安全隐患。

2. 巡回护士B没有主动询问不在岗时间内有无添加手术用物。

3. 术中巡回交接班时只清点了物品数目，而没有清点每块敷料完整性，违反了清点原则及交接班制度。

（三）知识链接

用脱脂纱布制成直径为 1 cm、硬度适中、表面光滑的小纱布球，因形状大小如同一粒花生米，所以俗称为"花生米"，多于术中钝性分离组织时使用。

（四）改进

1. 手术中用物数量和规格改变时，需双人核对并记录。

2. 洗手护士应遵循工作职责，传递物品前后及时查看敷料和器械的完整性及去向，及时回收；主动汇报巡回护士术中敷料和器械的使用情况。

3. 遵守手术清点制度：手术中所使用的敷料应保留其原始规格，不得切割或做其他任何改型。特殊情况必须剪开时，应双人及时核对，准确记录。

4. 严格遵守交接班制度，不但要清点物品数目，还需确认敷料、器械的完整性。

五十三、医护核查不当致手术标本贴错条码

（一）案例回顾

1. 发生经过

患者 A，胆囊手术后出院时，手术医生查看其病理结果，系统显示患者手术标本未送，查看当日手术信息，当日手术间共有 6 台胆囊切除患者，患者 B 有两份手术病理报告单，查看手术录像，发现手术医生将患者 B 的病理申请条码贴在了患者 A 的病理标本袋上，巡回护士没有核对相关信息。

2. 处理过程

手术医生立即与病理科联系，查看当日标本送检及接受记录，根据手术时间确认患者 B 的两份病理报告中，有一份病理报告是患者 A 的。

（二）案例点评

1. 手术医生在粘贴病理申请条码时，没有核对患者信息。

2. 医护在手术结束，患者离室前没有核对手术标本、标本袋、病理申请条码等信息。

3. 病理系统可以同时打印同一个手术间的所有患者病理申请条码，没有设置适时绑定患者功能，增加了病理条码粘贴错误的安全隐患。

4. 电子病历系统未设置当日手术病理闭环管理或未接收提示。

（三）知识链接

活体组织病理诊断是诊断疾病的金指标，手术标本是患者术后治疗方案的重要依据，标本丢失或保存失败就会无法确定肿瘤性质，直接影响进一步治疗，所以手术标本安全管理是手术室护理工作中一项非常重要的内容。

（四）改进

1. 护士在手术标本管理中严格落实与手术医生的双人核对制度。

2. 改进病理系统病理条码打印设置，必须扫码患者手术安全核查表二维码，绑定患者，一个标本只能打印一次条形码。

3. 改进手术护理记录单，增加手术标本信息一览，以达到提醒功能。

五十四、止血带松解过迟致肢体血运障碍

（一）案例回顾

1. 发生经过

患者呈浅昏迷状态，左侧肢体功能障碍，右手可活动，时有躁动。右手背浅静脉留置针1根，穿刺成功后局部予以硬纸板固定，由于患者躁动导致穿刺处输液外渗，拔除后护士重新穿刺左手背，穿刺过程中，患者因疼痛刺激躁动加剧，为避免穿刺针意外滑脱，护士匆忙行局部固定，打开输液调节器，直至输液15 min后护士巡视时发现止血带没有松开。

2. 处理过程

护士立即松解止血带，查看患肢血运情况，并请手外科医生会诊，给予左侧肢体抬高，避免受压，给予50%硫酸镁湿敷，喜辽妥每间隔2 h涂抹肢体肿胀处，后肢体肿胀逐渐消退，血运正常。

（二）案例点评

1. 护士违反静脉输液操作规程。

2. 止血带扎在衣服袖口内，护士未能及时查看到。

3. 在意识障碍患者的功能障碍肢体进行静脉穿刺，肢体感知力差，护士缺乏风险意识。

（三）知识链接

止血带反应是指使用止血带一定时间后，患者出现烦躁不安、冷汗、疼痛难忍、局部有压迫感、血压升高，开放止血带后出现血压下降甚至休克，手术后，患者出现肢体麻木、物理、感觉减退等神经症状。止血带反应表现有：① 高血压。病情较轻可出现脉搏增快、心悸、发绀；病情较重者可出现呼吸加快、休克。② 止血带疼痛。肢体扎止血带处及以下部位疼痛不适，多呈麻木、沉重感、烧灼感。③ 骨骼及肌肉损伤。止血带缺血／再灌注可引起局部或全身反应。缺血／再灌注 15 min 组织存在潜在损伤；缺血 3 h 可见肌肉损伤。

（四）改进

1. 输液操作时充分暴露操作部位，止血带系在操作者肉眼可见位置，不得被衣物遮盖。

2. 对意识障碍患者输液时提高风险意识，由两位护士协同操作，并注意选择适当穿刺时机。

3. 避免在肢体功能障碍侧肢体穿刺输液，提高警觉性。

4. 严格遵守操作规程，做好操作后查对。

04篇

沟通交流

GOUTONG JIAOLIU

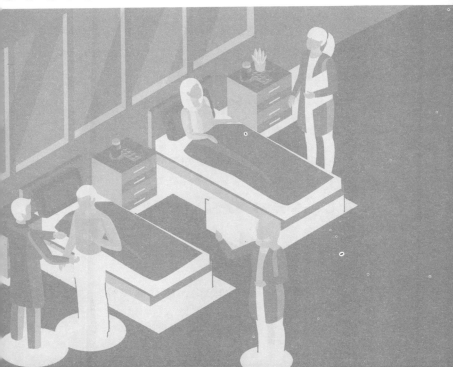

五十五、用氧宣教不到位致患者灼伤

（一）案例回顾

1. 发生经过

12:30 值班护士 A 听见病房传来闷响及患者的呼叫声，迅速进入病房查看。见房间内有烟雾，患者氧气管脱落，患者双侧面颊发红，面部皮肤灼伤。其家属诉：自己用打火机将患者鼻部固定胃管胶布上的线头烧掉时，患者鼻部周围忽然爆燃，立即拍打扑灭。

2. 处理过程

汇报医生，并联系烧伤整形科会诊。以 0.9% 氯化钠注射液棉球轻擦创面，冰袋冰敷面部。安抚患者，测得患者心率 124 次 / 分，SpO_2 87%，清理患者呼吸道分泌物，予口腔内给氧 8 L/min，30 min 后患者 SpO_2 上升至 98%。

（二）案例点评

1. 护士对患者及家属安全用氧知识的健康教育不全面，未评价患者及家属掌握情况。

2. 氧气设备带上没有明显的"严禁烟火"标识，未起到提醒警示作用。

（三）知识链接

氧气无色、无味、有强助燃力，应远离火种、热源、易燃、可燃物。工作场所严禁吸烟，氧气袋和氧气筒等应远离可燃物。使用氧气时应遵循"四防"（防火、防热、防油、防震）原则，严禁明火。

（四）改进

1. 护士在患者吸氧时加强巡视并落实健康教育，以杜绝使用明火现象。

2. 在设备带氧气出口旁增加"严禁烟火"的标识。

五十六、中药熏蒸仪操作不当致烫伤

（一）案例回顾

1. 发生经过

护士 A 带教实习护士，遵医嘱执行一患者的中药熏蒸治疗，治疗结束后，护士 A 为患者做健康指导，告知实习护士将熏蒸仪器给下一位患者做治疗。实习护士自行打开仪器排液时，大量热气喷射到实习护士的左脚、左小腿及右脚的局部，导致皮肤浅 II 度烫伤。

2. 处理过程

立即予冷水冲洗烫伤部位约 40 min，外涂烫伤膏后无菌敷料覆盖，并用冰块冷敷，联系烧伤整形科医生给予换药处理，后续换药三次，创面恢复。

（二）案例点评

1. 在临床实践教学中，带教护士未向实习护士讲解特殊仪器的使用注意事项及示范正确操作。

2. 带教护士责任心欠缺，临床带教过程中对实习护士未做到全程监控。

3. 科室对于仪器设备的使用规范未进行醒目警示。

（三）改进

1. 科室加强对带教老师的能力考核，尤其是带教过程中的有效沟通与示范操作到位。

2. 科室加强临床带教老师的培训，强化责任心。

3. 科室重新检查各类仪器的性能，做好安全隐患排查，定期维护保养，在每台仪器上做好安全隐患问题的醒目标识。

五十七、股动脉采血按压不当致血肿

（一）案例回顾

1. 发生经过

护士遵医嘱紧急采集动脉血气，在患者右侧桡动脉穿刺失败后，予右侧股动脉穿刺留取血标本，拔针后常规按压穿刺部位 10 min。按压结束 5 min 后患者诉穿刺部位疼痛，查看穿刺部位，股动脉处有一 3 cm×3 cm 血肿。

2. 处理过程

标记血肿范围，穿刺局部制动并给予沙袋加压 40 min，每班护士严密观察并记录穿刺部位的血肿情况。4 h 后查看患者右侧腹股沟处出现局部瘀斑。

（二）案例点评

1. 护士在操作前未评估患者的凝血功能是否正常。

2. 接诊医生未及时和护士沟通患者的病情。

3. 动脉采血技术操作流程不够完善：无凝血功能评估项，未明确不同部位的动脉采血按压时间。

（三）改进

1. 修订动脉采血操作流程，采血前评估增加"三问"：询问服药史、凝血功能、血小板情况。对凝血功能不良以及不同部位的动脉采血按压时间基于循证做出明确规定。

2. 根据按压部位所需时间计时，确保按压时间充足。对于特殊患者应用特殊敷料，加压保护穿刺部位。

五十八、使用镇静催眠药后宣教不到位致跌倒

（一）案例回顾

1. 发生经过

21:00 患者因无法入睡，汇报医生后开立医嘱思诺思一片口服，护士 A 将思诺思发给患者后即离开，仅告知患者该药物有促进睡眠作用。

患者遂自行服药，21:20 起床如厕，走至卫生间门口患者突感双腿无力，眼前发黑并晕倒，同室陪护人员恰巧经过，扶住患者并呼叫护士。

2. 处理过程

立即赶至病房协助患者卧床休息，评估患者情况，汇报医生，监测生命体征。

（二）案例点评

1. 护士不了解镇静催眠类药物的副作用和用药注意事项。

2. 护士未执行用药规范，发药时未做到看服入口，未对患者进行服药注意事项的健康教育。

3. 护士执行操作后未及时对患者病情进行评价。

（三）改进

1. 完善镇静催眠类药物的用药规范，组织护士培训和考核，强化药物使用后的风险评估及防范。

2. 操作前准确评估患者，药物看服入口，并进行用药指导，操作后及时评价用药效果。

五十九、健康教育不规范致患者发生体位性低血压

（一）案例回顾

1. 发生经过

14:00 患者血压 168/95 mmHg，遵医嘱给予硝苯地平缓释片 20 mg 口服。14:40 患者在家属陪同下如厕，途中，患者突发头晕，臀部着地，双手撑地，家属呼救。

2. 处理过程

责任护士 A 立即至病房，协助患者移动至病床，测量血压 134/87 mmHg，通知医生并询问患者家属事情经过，查体：患者皮肤无破损，无明显外伤及疼痛。15:00 行床边 X 线检查示患者无骨折。

（二）案例点评

护士健康宣教落实不到位，未告知患者服用降压药后的注意事项。

（三）知识链接

使用降压药物的注意事项：定时测量患者血压并做好记录。患者有头晕、眼花、耳鸣、视力模糊等症状时，应嘱患者卧床休息，如厕或外出时有人陪伴。伴恶心、呕吐的患者，应将痰盂放在患者可及处，呼叫器也应放在患者手边，防止取物时跌倒。避免迅速改变体位，活动场所应设有相关安全设施，

必要时加用床栏。

（四）改进

1. 强化护理人员对降压药等科室非常规用药的相关知识培训和考核。

2. 加强对患者及家属用药的健康宣教，特别是强调服药后的不良反应和注意事项。

六十、自备药管理不当致患儿误服降压药

（一）案例回顾

1. 发生经过

14:00 护士予患儿办理出院手续并对出院带药洛汀新进行健康指导。

15:10 左右，患儿家长告知医生患儿刚刚自行服下多片洛汀新，具体剂量不详。

2. 处理过程

立即查看剩余洛汀新片剂，初步估计患儿误服约 7 片洛汀新，测量血压：113/65 mmHg，心率：98 次 / 分，急送患儿至抢救室洗胃，洗出胃液中见较多洛汀新残渣。

重新办理入院手续，医嘱给予呋塞米、西咪替丁及电解质液静脉给药，心电监护 24 h，患儿生命体征平稳，观察三天后无异常出院。

（二）案例点评

1. 护士未指导家长做好药品安全管理，防范意外发生。

2. 家长安全意识不足，药品摆放在患儿易于接触的位置。

（三）知识链接

洛汀新（盐酸贝那普利片）的适应证包括各期高血压、充血性心力衰竭、作为对洋地黄和（或）利尿剂反应不佳的充血

性心力衰竭病人（NYHA分级Ⅱ-Ⅳ）的辅助治疗。儿童用药应根据医嘱执行，虽未有本品过量的先例，但主要的症状可能是明显的低血压，误服过量后，应予以催吐，若血压显著降低时应予以生理盐水静滴。

（四）改进

护士在患儿出院时加强对家长出院带药相关知识的健康教育，提醒家长做好药品安全管理，药品放在年幼儿童接触不到的位置。

六十一、未看服入口致患者误服干燥剂

（一）案例回顾

1. 发生经过

护士发放中午口服药，提醒患者床边有自备药益菌康要服用，也准备协助患者服下，但患者拒绝，要等家属送饭过来吃完午饭后再服，当时护士告知患者服药时呼叫护士协助，患者应允。50 min 后患者呼叫护士，主诉刚刚服用益君康时，不小心将药盒锡纸包装内的干燥剂误当作药物口服。

2. 处理过程

询问并密切观察患者误服干燥剂后的反应，患者未诉腹胀、腹痛等不适，汇报医生，遵医嘱密切观察病情变化，并确认误服干燥剂的成分，经查验该干燥剂为物理干燥剂，嘱患者多饮水，并对患者和家属做好安抚解释工作。

（二）案例点评

1. 对患者自备药未按照自备药的管理规范进行管理。

2. 该药的干燥剂包装盒与药片包装相似，并且在相同的锡纸内，患者自行服药时容易误服。

3. 患者在服药过程中，护士未做到看服到口。

（三）知识链接

干燥剂是指能除去潮湿物质中水分的物质，常分为两类：

化学干燥剂、物理干燥剂。误服化学干燥剂，可以服用蛋清或者是牛奶来稀释，减轻腐蚀性；误服物理干燥剂，嘱患者多饮水，并密切观察患者的病情变化。

（四）改进

1. 与药剂科沟通，对该药进行药房摆药管理。同时与药厂沟通，区分药片和干燥剂包装盒。

2. 按照自备药的管理规范对患者的自备药进行管理。

3. 护士严格执行口服给药看服入口的护理规范。

六十二、危急值处置不规范致患者错服氯化钾

（一）案例回顾

1. 发生经过

患者 A，因"低钾血症查因"收治入某科室 62 床，后床位调整至 2 床，62 床重新收入新患者 B。调床当天护士站接到电脑提示危急值："62 床，血钾 2.46 mmol/L"，汇报医生，医生为新入 62 床患者 B 开立医嘱：10% 氯化钾 30 ml 分次口服。责任护士予以协助服药后记录护理记录单时，查看检验结果，发现患者 B 血钾为 5.12 mmol/L，追查危急值报告，发现低血钾危急值应为 62 床转至 2 床的患者 A。

2. 处理过程

立即汇报医生，急查现 62 床患者 B 电解质，并嘱患者多饮水，观察其尿量；同时予以现 2 床患者 A 10% KCl 30 ml 分次口服。后复查 2 人电解质，均在正常范围内。

（二）案例点评

1. 医护双方均未严格执行危急值处理流程，在处理危急值时未核查患者情况与结果是否相符。

2. 医护双方未严格执行身份识别制度，只称呼床号，未核对姓名及住院号。

3. 患者转床时，信息系统未及时更新。

（三）改进

1. 护士在执行危急值处理用药前，须按规范复核该患者危急值信息。

2. 强调并督促执行身份识别制度，严格用两种以上的方式对患者进行身份确认和信息交接。

3. 改进危急值信息系统，突出患者姓名和住院号，以减少信息滞后带来的差错隐患。

六十三、未及时澄清模糊医嘱致镇静药注射超量

（一）案例回顾

1. 发生经过

21:45 进修医师为患者 A 开具医嘱：5% 葡萄糖注射液 2 ml ＋苯巴比妥钠 65 mg 静脉推注 q12 h（22:00 执行），护士 A（治疗护士）配药后将药液及执行单交给护士 B（责任护士）执行，护士 B 核对时向护士 A 提出疑问，该患儿苯巴比妥钠的剂量 65 mg 是不是剂量过大，后查看药物配制的剂量与医嘱一致，遂至床边给患儿静脉推注。

22:05 护士 B 执行时依然疑惑医嘱开具的剂量过大，立即停止操作。

2. 处理过程

立即告知值班医生，通知二值班医生到场，二值班医生确认医嘱苯巴比妥钠开具的剂量大了 10 倍，立即查看患儿：神志清，面色口唇颜色正常，生命体征平稳，入睡安静，刺激患儿足底哭声响亮，嘱严密观察生命体征变化及神经系统症状，后患儿病情稳定，未发生异常。

（二）案例点评

1. 护士在遇到有疑问的医嘱时，未按照规范的流程与医生沟通，进行再次核查。

2. 进修医生开具医嘱后未请上级医生审核，未发现剂量开具错误。

（三）知识链接

苯巴比妥钠为镇静、催眠、抗惊厥药，中枢性抑制的程度随剂量而异，表现为镇静、催眠、抗惊厥及抗癫痫等不同的作用，大剂量对心血管系统、呼吸系统有明显的抑制作用。注射后 $0.5 \sim 1\,h$ 起效，$2 \sim 18\,h$ 血药浓度达峰值，脑组织内浓度高，骨骼肌内药量最大。

（四）改进

护士在遇到有疑问的医嘱时应再次核查，向开具医嘱的医生或值班医生确认，携带执行单与医生当面沟通，共同查看原始医嘱，必要时请医生在执行单上确认签字。

六十四、转运交接不规范致药物漏执行

（一）案例回顾

1. 发生经过

患者遵医嘱转科治疗。转科前，护士将剩余一袋抗生素液体交给患者带至转入科室准备继续输注，结果患者忘记告知转入科室的管床护士，导致液体一直放至次日晨被发现，已过药液输注效期。

2. 处理过程

评估患者生命体征及与感染相关的检验结果，未有不适症状和异常，向患者进行解释。

（二）案例点评

1. 护士在转运患者过程中，对转运流程不熟悉，转运交接不到位。

2. 转运交接单上未注明带入的药物。

（三）改进

1. 护士应在转运交接单上明确注明带入的药物，未完成的治疗应与转入科护士详细交接。

2. 对于非紧急转运患者，转运前可先将药物输注结束再进行转运。

六十五、未核对已停止医嘱致药物再次执行

（一）案例回顾

1. 发生经过

中午连班，医生停止 5 床患者医嘱阿卡波糖片（拜糖平）50 mg 口服 3 次 / 日、重组甘精胰岛素注射液（长秀霖）10 IU 皮下注射 1 次 / 晚。连班护士 A 处理医嘱时被其他事物打断，导致只停止电脑医嘱，未停止执行单。

下午，办公护士 B 接班未再次核对中午医嘱。夜班护士 C 带着执行单为患者注射长秀霖，注射完毕，患者告知护士下午内分泌科护士放置了胰岛素泵，是否还需打胰岛素。于是夜班护士 C 查看电脑医嘱，发现该医嘱已停。

2. 处理过程

将该事件汇报医生，遵医嘱继续观察，患者未发生低血糖等并发症。双人核对停止执行单上 2 条医嘱。

（二）案例点评

1. 夜班护士对医嘱处理流程不熟练，执行医嘱时未使用 PDA。

2. 办公护士未严格落实医嘱执行制度和查对制度。

3. 中午连班时工作繁忙，护士注意力被分散后容易犯错。

（三）改进

1. 培训护士熟练掌握医嘱处理和执行流程。

2. 强化护士严格落实医嘱执行制度和查对制度，护士长加强督查。

3. 中午等关键时段加强人力资源配置。

六十六、疫苗接种记录不规范致重复接种风险

（一）案例回顾

1. 发生经过

09:00 家长带宝宝至门诊就诊，医嘱予"卡介苗 0.1 ml 皮内注射、乙肝疫苗 10 μg"肌内注射。

09:30 护士 A 查看门诊病历医嘱为卡介苗、乙肝疫苗注射，儿童保健手册的接种记录无接种者签名和接种日期，询问家长是否两苗都未接种，家长答复"是"，且述说医生交代 1 个月后来接种疫苗。

09:40 护士 A 向家长发放卡介苗和乙肝疫苗的知情同意书，家长阅读后签字。

09:50 护士 B 再次核对门诊病历医嘱确认无误后评估接种儿注射部位皮肤，发现该接种儿左上臂有一类似卡痕痕迹，立即与家长再次确认有无接种记录，家长回忆记不清，只记得医生交代一个月后到门诊补种疫苗。

2. 处理过程

立即汇报护士长，护士长和护士 B 联系该接种儿出院的病区，核实接种记录，确认该接种儿已接种卡介苗、未接种乙肝疫苗，护士 B 将核实结果告知家长，转至儿科门诊医生修改医嘱，完成乙肝疫苗的补种治疗。

（二）案例点评

1. 住院病区在进行卡介苗接种后未在儿童保健手册上及时、准确记录，也未与家长核实接种记录并进行宣教。

2. 儿科门诊医生查体不详，在既往接种情况未核实清楚的情况下开具接种医嘱。

3. 门诊接种护士问诊不详，核对信息时只核对病历医嘱、儿童保健手册，未与家长仔细确认接种史。

（三）知识链接

1. 卡介苗：卡介苗是预防感染性结核的疫苗，由通过减毒后的活牛结核杆菌而制备。卡介苗的防护作用主要通过诱导细胞介导的免疫反应完成，接种卡介苗后形成初次感染，经过巨噬细胞加工处理，将抗原信息传递给免疫活性细胞，使 T 细胞分化增殖，形成致敏淋巴细胞，机体再次感染结核杆菌时，巨噬细胞和致敏淋巴细胞被激活，引起特异性免疫反应。接种后 4~8 周产生免疫力，免疫一般可持续 3 年以上。

2. 卡介苗接种后异常反应的治疗：卡介苗接种后所致淋巴结大和局部异常反应，根据肿大程度，是否与周围组织粘连，是否已形成脓肿及是否有破溃倾向等来决定治疗方案，只要处理及时，大多预后良好。表面形成脓肿和溃疡时，可用注射器抽吸脓液，局部用异烟肼粉末或加用利福平涂敷，2~3 d 换药一次，如反应较重，可同时口服异烟肼或加用利福平抗结核治疗。

（四）改进

1. 疫苗接种后按规范及时登记，与家长核对接种记录，并做好宣教。

2. 儿科门诊医生仔细问诊，对家长表述不清的反馈应查实后再开立医嘱。

3. 护士执行疫苗接种前应认真核对接种信息并再次详细问诊。

六十七、全麻术后唤醒方式不当致患者突发攻击行为

（一）案例回顾

1. 发生经过

患者，女，行全身麻醉手术后转入麻醉后重症监护室（AICU），麻醉复苏后生命体征稳定。护士发现患者动脉波形异常，予以调整，患者突然惊醒夺走护士手中的注射器及针头，情绪激动，手中紧握着注射器针头，有攻击性行为，并且扯脱监护仪连接线，执意要求下床并想拔除胃管。

2. 处理过程

护士立即呼叫周围工作人员，同时安抚患者情绪，沟通无效，立即联系管床医生及其家属；患者情绪失控执意下床，护士借整理患者各种治疗管路之机靠近患者，试图安抚其情绪，再次沟通仍然无效。

麻醉科主任、病区科主任和AICU护士长到达现场，进一步询问病史，该患者近期曾出现情绪激动、焦虑、脾气暴躁等情况，共同讨论决定给予镇静药物，并适当约束。患者用药后逐渐平静休息，生命体征平稳，护士密切观察病情变化，完善护理记录，上报突发事件。

（二）案例点评

1. 手术医生、麻醉医生与AICU工作人员的交接中，缺少对患者术前心理状况（近期出现情绪激动、焦虑、脾气暴躁）

的评估和交接。

2. 护士在发现患者动脉波形异常予以调整前，未对患者进行解释沟通等心理疏导。

（三）改进

1. AICU 医务人员应与手术医生、麻醉医生建立有效沟通机制，规范信息交接流程，完善患者交接要点，同时做好相应的预防保护措施。

2. 护士在对患者进行任何操作前均应进行解释沟通，以便识别患者的心理及情绪变化，同时制定相应防范措施和应急处置预案。

六十八、评估不到位致心理障碍患者自杀未遂

（一）案例回顾

1. 发生经过

23:00，责任护士巡视病房，同病房三位患者均安静休息，无异常。23:20，该病房一患者如厕时，发现厕所门反锁，敲门无应答，值班护士听到声音后立即到病房查看，发现该病房另一患者床位无人，敲卫生间门，无人应答，立即使用备用钥匙开门，发现患者张某左侧手腕部有划伤，伤口局部渗血，身旁可见美工刀。

2. 处理过程

立即予左侧腕部加压止血，同时汇报值班医生，将患者转运至病床，建立静脉通路，连接心电监护，监测生命体征，遵医嘱予以补液等治疗措施。通知病区主任、护士长，逐级上报。

（二）案例点评

1. 护士对患者心理和精神状态评估不全面，未及时发现患者的抑郁症病史。

2. 对刀具等危险物品管理不当。

（三）改进

1. 加强护士对患者心理症状的筛查及风险评估，必要时请专科会诊。

2. 强化对利器等危险物品的管制，保障患者安全。

六十九、HCV 患者传染病指标交接不清致增加交叉感染风险

（一）案例回顾

1. 发生经过

肾脏活检穿刺前日，责任护士 A 统计本病区拟穿刺患者人数及患者是否存在阳性体征，管床医生未将 1 例丙肝患者的阳性信息与其交接。术日晨，该患者在责任护士 A 陪同下至检查室行肾脏穿刺术，结束后医生发现该患者存在阳性体征。

2. 处理过程

责任护士 A 立即与管床医生核对患者信息及传染病四项检测结果，确认患者为丙肝阳性。穿刺医生立即更换新的 B 超无菌器具为下一名患者进行检查。

（二）案例点评

1. 护士术前准备不完善：未核对患者病程、传染病四项检查结果，未核查医生申请单（手术交接单）。

2. 医护缺乏有效沟通：管床医生未将阳性体征的患者信息与转运护士做及时、准确地交接。

（三）知识链接

丙型肝炎是由丙型肝炎病毒（hepatitis C virus，HCV）引

起的一种以肝损害为主的主要经血液传播的一组全身性传染性疾病。HCV 的传播途径较多，除了通过血液传播之外，也可以通过性传播、家庭内接触和母婴传播，此外，目前仍有很多 HCV 患者感染传播途径不能明确，说明 HCV 传播途径具有综合性和隐匿性。

（四）改进

1. 完善标准化术前交接流程：除核对医生申请单（手术交接单）外，护理穿刺治疗单增加阳性体征填写列，由前一天责任护士进行查对、填写并交接，对阳性患者进行醒目标识。

2. 医护加强沟通：术前医护共同核对护理穿刺治疗单与手术交接单并签名。

七十、沟通不到位致病理标本未及时送检

（一）案例回顾

1. 发生经过

白班护士 A 于 15:00 在胃镜手术结束后配送标本时，因护工转运病理标本至病理科未归，未将通常放置标本的"标本暂存箱"送回，仅留有另一"标本备用箱"，护士 A 遂将标本放入其中，未做交班下班。

当日夜班护士 B 接班后核对标本时，看到提示异常的电子信息，并未询问上一班护士，也未向主班汇报，未行处理。

次日白班护士 C 查看病理时发现异常，逐个核查，排查到未送检的病理标本。

2. 处理过程

立即汇报护士长，告知相关人员，同时联系病理科，按要求送检。

（二）案例点评

1. 护士在执行病理标本送检时，未严格落实标本交接和管理制度。

2. 护士在遇到有疑问的电子信息时，未按照规范的流程进行再次核查。

3. 巡回护士未按标本运送工作流程做好标本的最终信息确认。

（三）改进

1. 护士严格落实标本交接和管理制度。

2. 护士在遇到有疑问的信息时，应按流程排查，对特殊情况或有疑惑时应及时向主班护士汇报和核实。

3. 改进标本暂存区域内的标识，清晰醒目，便于护士存放。将备用的转运箱放置于柜内，与"标本暂存箱"不同时出现。

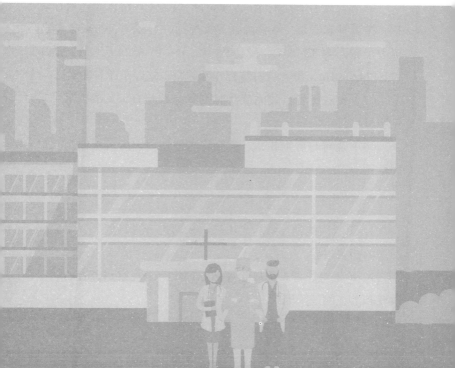

05篇

安全隐患

ANQUAN YINHUAN

七十一、坐便器底盘松动致患者如厕时跌倒

（一）案例回顾

1. 发生经过

23:50 患者如厕，站起时感觉肢体乏力，立即扶住马桶，马桶底座松动翻倒，患者摔倒在地，摔倒时右侧肢体着地。询问家属后得知患者当晚出现尿意频繁、排尿困难，致数十次下床解小便，但均未解出。

2. 处理过程

（1）立即查看患者情况，同时汇报医生，协助患者卧床休息。患者神志清楚，双侧瞳孔等大等圆，直径约 3.0 mm，对光反射灵敏。测 T36.8℃，脉搏 98 次 / 分，呼吸 24 次 / 分，血压 171/124 mmHg，患者右肘部有一处肿胀，立即予冰袋冰敷。

（2）护送患者行髋关节及肘关节 X 线检查，X 线提示：未见明显骨折。

（3）及时与后勤联系，后勤将坐便器固定后再次检测其牢固性。

（二）案例点评

1. 患者因病情导致行走不稳，未对患者进行尿壶、坐便器使用的相关指导。

2. 护士对患者跌倒风险评估不到位，未观察到患者的病情改变和潜在的危险因素。

3. 后勤保障部门对病房基础设施维护管理不到位，未关注到厕所坐便器底座松动。

（三）改进

1. 针对跌倒的高危患者，不断强化预防跌倒的健康指导，将尿壶或坐便器放在患者床边，及时提供生活护理。

2. 护士加强巡视，指导患者和家属有病情变化和不适时要及时告知医护人员。

3. 与后勤部门联系，加强对坐便器等病房基础设施的维护和管理。

七十二、老年患者床边坐便器使用不当致跌倒

（一）案例回顾

1. 发生经过

心内科重症监护室（Coronary Care Unit，CUU）的患者李某，男性，72岁，跌倒评分55分。夜间护士在抢救其他患者期间，该患者自行放下床栏，于床边使用坐便器排尿，不慎摔倒，额头撞至墙面金属踢脚线。

2. 处理过程

检查局部，见患者额头有一1 cm×2 cm的伤口，安慰患者，立即对额头伤口进行紧急处理，并在医生陪同下行急诊CT检查，未见异常。

（二）案例点评

1. CCU共有10张病床，两名夜班护士，人力资源配备不足。

2. 其他患者发生抢救事件时，两名夜班护士及医生均参与抢救，未留守人员关注其他患者状态。

3. 该患者排便依从性不佳，曾多次出现自行下床现象，护士知晓后虽指出，但并未能有效制止。

（三）改进

1. 严格落实班班床边交接"两问"标准化流程：一问患者

睡前待协助的生活需求；二问患者是否知晓独立下床的危害。

2. 完善 CCU 急救人力调配原则，明确出现急救时，低年资备班护士负责留守监护中心台，确保其他患者安全，出现状况立即通知备班护士进行协助。

3. 对 CCU 床边设施进行改造，对金属踢脚线进行软化包边。

七十三、地面安全隐患处置不当致患者跌倒

（一）案例回顾

1. 发生经过

卫生间门口聚氯乙烯（PVC）材质地板有破损，存在安全隐患，护士在患者入科当日给予安全宣教，同时向医院后勤部门报修。患者住院第三天夜间，患者自行下床如厕时，被卫生间门口翘起的地板绊倒。

2. 处理过程

患者主诉左侧髋关节处疼痛，急诊行"左侧髋关节正位DR"检查，结果显示未见异常。

（二）案例点评

1. 地板有破损，存在安全隐患，科室和相关部门未及时进行修理，也未放置警示标识或对翘起地板临时固定。

2. 责任护士在患者进行特殊治疗（化疗）后，未对其跌倒风险再次进行评估，对患者及家属进行预防跌倒的宣教不到位。

（三）改进

1. 发现环境中的安全隐患，暂时无法解决时，应采取应急处理措施，如：放置醒目的警示标识，地面进行临时固定等。

2. 动态评估患者跌倒风险，根据评估结果采取有针对性的预防措施，关注措施落实情况，评价其效果。

七十四、康复训练时轮椅后翻致患者跌倒

（一）案例回顾

1. 发生经过

认知功能障碍患者由家属陪同坐轮椅至康复科行下肢肌力训练，当家属协助康复医生将患者的右腿抬上康复仪器时（轮椅已固定），患者蹬力过猛致使患者连人带轮椅向后翻倒，枕部着地。

2. 处理过程

康复科医生立即查看患者，患者神志清楚，枕部外观无伤口，局部皮肤轻微发红，予碘伏消毒，暂停下肢肌力训练，立即通知科室护士护送患者急查头颅 CT，未见异常。安抚患者及家属情绪，继续密切观察患者生命体征。

（二）案例点评

1. 护士对认知功能障碍这类特殊人群的安全管理欠缺，患者外出检查或治疗时，护士未全程陪送，未与康复科医生做好交接。

2. 护士在对患者及家属的跌倒预防宣教时，忽视了轮椅固定后仍存在倾倒或后翻的潜在风险。

3. 康复科医生对患者存在的潜在安全隐患缺乏预见性，周围安全保障设施管理不足。

（三）改进

1. 护士针对认知功能障碍易跌倒的高发人群，制定患者外出检查及治疗的安全转运规范流程，患者外出检查时确保有一名护士全程陪同，并与检查或治疗科室医护人员做好交接。

2. 强调对患者及家属进行预防跌倒措施宣教的重要性，再次培训护士轮椅、平车等转运工具的规范使用流程及安全风险管理。

3. 与康复科及相关检查科室沟通，加强相关科室周围安全保障设施的管理。

七十五、造影剂过敏应对不当致患者突发晕厥并跌倒

（一）案例回顾

1. 发生经过

患者，女，70岁，入院时家属拒绝陪护，并在"告病员陪护书"上签字。17:00患者行头颅CTA检查时使用造影剂威视派克。

（次日）02:00患者下床如厕，因突发一过性晕厥致跌倒，左眉弓处有一约4 cm×0.1 cm的纵向伤口，皮缘平整，深及皮下，出血量约5 ml。

2. 处理过程

立即汇报医生，检查伤口并消毒，急查头颅CT，未见异常。予清创缝合及肌内注射破伤风抗毒素，遵医嘱予抗生素静脉滴注，安置患者卧床休息，观察期间患者未诉不适，眉弓部伤口约一周愈合。

（二）案例点评

1. 护士对专科检查用药的不良反应相关知识掌握不足，健康教育落实不到位。

2. 护士对无陪护的老年患者的安全风险评估不足，缺乏针对性指导。

（三）知识链接

威视派克的不良反应：有罕见神经系统不良反应，头痛，眩晕，癫痫发作，短暂性运动或感觉障碍。

（四）改进

1. 加强护士对专科检查用药知识的培训及考核，对使用造影剂的患者加强健康教育和风险防范，做好交接班。

2. 告知家属老年患者陪护的重要性及必要性，做好无陪护老年患者的安全风险评估，医护加强与其沟通，及时采取防范措施。

七十六、CT 检查时移动患者不当致坠床

（一）案例回顾

1. 发生经过

患者，男，91 岁，遵医嘱至放射科行胸部 CT 检查，当护工及家属将患者由平车转移至检查台时，患者由检查台坠床，头部着地。

2. 处理过程

立即呼叫技师及护士同时汇报病区医生。患者神志清楚，瞳孔等大等圆，检查生命体征正常；患者头部可见一个约 3 cm × 4 cm 肿块，给予冰敷 30 min 后肿块消除，遵医嘱行头颅 CT 检查无出血等异常。

（二）案例点评

1. 护士在患者检查前未进行安全风险评估。

2. 放射科技术人员对患者跌倒坠床的防范意识不足，未给予患者及时的指导。

3. 陪护和陪检人员跌倒坠床防范意识薄弱，搬运操作不规范。

4. 搬运设施器具功能欠缺。

（三）改进

1. 放射科护士在搬运患者前应评估患者的病情、体重及搬

运人员的能力，及时识别跌倒坠床的高危因素。定期组织护士进行培训，强化工作人员的风险意识，进行搬运演练，规范操作行为。

2. 放射科技术人员在搬运患者时，需有现场指导并协助搬运。

3. 对于活动受限的高龄患者，应加强对病患家属及陪护人员预防跌倒坠床注意事项的宣教，指导陪护人员安全搬运患者。

4. 合理使用搬运器具，如滑板、约束带等，以保障患者安全。

七十七、新生儿安全管理不当致坠落

（一）案例回顾

1. 发生经过

20:00护士A巡视病房见剖宫产术后第2天产妇已入睡。外婆怀抱新生儿倚坐在靠背椅里，护士提醒她把宝宝放在婴儿车里，外婆说宝宝放下就哭，影响产妇休息。

21:20产妇按铃呼叫，告知护士新生儿坠地，护士立即进入病房，见外婆已将新生儿从地上抱起，告诉护士因困乏瞌睡致新生儿从怀中滑落坠地。

2. 处理过程

（1）立即查看新生儿，面色红润、哭声畅、皮肤无破损、四肢活动自如，汇报儿科医生，遵医嘱送儿科病房观察，次日新生儿头颅B超示颅内出血Ⅱ级。

（2）安抚产妇及家属情绪。

（3）关注新生儿病情变化及检查、检验结果，经治疗三天病情平稳后出院。

（二）案例点评

1. 护士对安全风险预见性不足，发现家属怀抱新生儿倚靠座椅，仅口头提醒，未予制止，未协助放至婴儿床。

2. 家属依从性欠缺，安全防范意识不足。

（三）知识链接

1. 易导致新生儿滑落或坠地高风险因素：抱姿不正确、看护者疲劳或虚弱、包被过松过厚、与成人同床时无床栏遮挡等。

2. 新生儿滑落坠地易造成颅内出血等并发症，注意异常体征的识别。颅内出血症状：① 神志改变：激惹、嗜睡或昏迷；② 呼吸改变：增快或减慢，不规则或暂停；③ 颅内压力增高：前囟隆起、血压增高、抽搐、角弓反张、脑性尖叫；④ 眼征：凝视、斜视、眼球震颤等；⑤ 瞳孔：不等大或对光反射消失；⑥ 肌张力：增高、减弱或消失；⑦ 其他：不明原因的苍白、贫血和黄疸。

（四）改进

1. 加强陪护人员安全教育，评估照护能力，发现陪护人员有不安全行为时，及时提醒并予以制止纠正，防范措施落实到位。

2. 加强陪护人员管理，对出现疲劳或身体不适者，及时做好沟通，酌情更换陪护人员或呼叫护士协助照护。

七十八、热水瓶自爆致患者意外烫伤

（一）案例回顾

1. 发生经过

患者在床边拎热水瓶准备倒水时，瓶胆突然爆裂，热水瓶内的开水洒落，患者失重跌落在地，致臀部、足背、右上肢接触到洒落在地的开水，致局部皮肤烫伤发红，无水泡及划伤。

2. 处理过程

立即汇报医生，烫伤处予冷水冲洗、冰敷，更换衣裤。查看热水瓶，底座完好，碎裂瓶胆全部在塑料外壳内，无外溅。嘱患者卧床休息，勿抓挠创面，协助生活护理。

（二）案例点评

1. 热水瓶质量欠佳，瓶胆发生自爆导致患者烫伤。

2. 护士对患者生活护理不到位，没有及时协助患者饮水。

3. 护士对患者的安全宣教不到位，未提高患者对烫伤的防范意识。

（三）改进

1. 联系总务处，申请更换一体式热水瓶或优质的热水瓶。

2. 协助病人做好生活护理，每周检查热水瓶质量，有问题及时更换。

3. 护士加强对患者的安全宣教，提高患者对烫伤的防范意识。

七十九、卫生间墙面脱落致患者受伤

（一）案例回顾

1. 发生经过

患者在病房卫生间洗澡时，有一距离地面约 90 cm 处的墙面瓷砖（30 cm×60 cm）忽然掉落砸伤患者脚踝后侧，造成患者脚踝后侧 0.5 cm×2 cm 和 0.5 cm×4 cm 两处伤口。

2. 处理过程

护士立即协助患者至病床休息，安慰患者，汇报医生，协助医生检查伤口并处理，通知行政处及工程部对脱落的墙面进行维修。

（二）案例点评

1. 后勤保障部门对病房基础设施维护、保养管理不到位。

2. 护士对卫生间等基础环境及设施存在的安全隐患缺乏日常督查的主动性。

（三）知识链接

《医疗机构患者活动场所及坐卧设施安全要求》是国家卫生和计划生育委员会发布的强制性卫生行业标准。根据国卫通（2014）6 号要求，分为 WS444.1-2014 医疗机构患者活动场所及坐卧设施安全要求第 1 部分：活动场所，以及 WS444.2-2014 医疗机构患者活动场所及坐卧设施安全要求第 2 部分：坐卧设施。

（四）改进

1. 加强护士对病房基础环境设施安全隐患排查的培训。

2. 排查出来的安全隐患及时上报，采用多部门联动巡查机制，及时、妥善处理，消除安全隐患。

3. 后勤保障部门须加强对病房基础设施的日常维护和管理。

八十、陪人管理不当致住院患儿眼部意外伤害

（一）案例回顾

1. 发生经过

08:30 患儿父亲在床边与患儿玩"举高高"游戏，上举时患儿左眼角勾至输液架挂钩上，不能取下，患儿眼角有出血，遂大声呼救。

护士立即至床边，协助家长将患儿从输液挂钩上抱下，见左侧上眼睑内眦处有一 1.5 cm 撕裂伤口，患儿神志清醒，哭闹不止。

2. 处理过程

立即汇报医生，医生予以清创止血包扎，联系眼科急会诊。经专科检查：患儿眼球活动自如，视物正常，未伤及眼球，诊断为"眼外伤"，行眼部 CT 与眼部 B 超后，15:00 行"眼外伤清创缝合术"，转入眼科病房。

（二）案例点评

1. 家长缺乏风险意识，抱举孩子时未注意上方有物体。

2. 医院安全相关健康教育欠缺，意外伤害防范措施不到位，输液杆不使用时未规范放置。

（三）知识链接

儿童眼外伤可分为机械性眼外伤、化学物眼损伤、热烧伤

和辐射性眼外伤等，是致盲的主要原因之一。机械性眼外伤在儿童更多见，治疗原则主要为抗感染及手术修复等。眼外伤的预后与外伤类型、部位、程度，以及有无继发感染、并发症等密切相关，与外伤后处理时间、方式也有关系。其预后呈现多样性。儿童好动，对危险程度及可能造成的伤害缺乏认知和判断。因此，成年人应对儿童给予充分保护，并经常提醒、教育儿童对眼外伤提高防范意识，传授必要的生活常识。在带领儿童游玩时，注意避开危险地段和尖锐物品。

（四）改进

1. 护士加强对陪护人员风险防范意识的宣教，避免发生意外伤害。

2. 规范放置未使用的输液杆：统一拉至床头柜侧的靠墙位置，并作为病区基础管理质量考核标准之一。

八十一、癫痫大发作应对不当致患者意外伤害

（一）案例回顾

1. 发生经过

白班办公护士 A 接到脑电图医生电话通知给患者李某行"24 小时视频脑电"检查，便通知责任护士 B 护送患者至视频脑电检查室。

凌晨 00:36 分接到视频脑电检查室护士电话述：患者癫痫发作从床上跌落，口角歪斜、四肢轻微抖动、无意识、烦躁不安、言语混乱、大小便失禁。患者无家属陪护。

2. 处理过程

立即汇报医生，将患者头偏向一侧，取平卧位，解开衣领衣扣，清除口鼻腔分泌物，保持呼吸道通畅。氧气吸入 2 L/min，地西泮 10 mg 静脉推注，给予心电监护，2 min 后患者停止抽搐，心电监护示：心率 80 次 / 分，血压 125/80 mmHg，呼吸 20 次 / 分，血氧饱和度 96%，将患者平抬至床上，查体：左手肘和左手背皮肤轻微擦伤。予伤口消毒处理。00:55 分患者意识恢复，查体：患者神志清楚，双侧瞳孔等大等圆，直径约3.0 mm，对光反射灵敏，血压 123/74 mmHg，脉搏 83 次 / 分。询问患者有无不适，患者表示无异常感觉。

（二）案例点评

1. 责任护士未和视频脑电检查室护士交接患者重点观察内容。

2. 护士对患者潜在风险评估不足，未强调家属陪护的重要性，床护栏未及时立起。

3. 护士没有及时关注患者的停药情况。

（三）知识链接

24 小时视频脑电监测方案指导：了解患者用药情况和监测目的，对于需要明确诊断的患者监测前 1~2 天在医生的指导下酌情减少抗癫痫药物用量或停药，告知患者减少外出，并专人陪护。癫痫外科术后复查和准备减药的患者做监测时正常服用抗癫痫药物。在此期间做好安全预见性护理工作，提供安全、舒适的监测环境，癫痫发作时密切观察患者情况，采取安全有效的保护措施，防止意外事件发生，从而使所有患者安全度过监测期。

（四）改进

1. 制定"病房与 24 小时视频脑电检查室转运交接单"。患者做 24 小时视频脑电检查时护士填写此单做好交接。

2. 评估视频脑电检查患者存在癫痫发作风险，做好癫痫大发作的安全防护措施。将视频脑电检查的病床均贴上"请将护栏立起"的提示语，并加强巡视。

3. 发放口服药时务必做到看服入口，对擅自停服抗癫痫药的患者，协同管床医生告知其风险，加强巡视，及时发现病情变化并协助处理。

4. 向做 24 小时视频脑电的患者反复宣教家属陪护的重要性，床旁备好急救物品：吸引器、压舌板、吸氧装置等。

八十二、操作除颤仪不规范致患者误伤

（一）案例回顾

1. 发生经过

护士进行除颤仪检测时，除颤仪在 7 床患者床边，并且体表除颤电极片仍与患者连接，仪器处于关机备用状态。护士在检测过程中未执行"将导联旋转为 PADDLE，将电极板置于手上查看 QRS 波"这一步骤，当检测做到"同时按下左右手柄上的放电键，放电"这一步骤时发现无法完成放电，护士就用除颤仪面板上的"放电"按键进行了放电，导致 2J 的低电流电击到患者身上。

2. 处理过程

汇报医生，医生查看患者，电极片局部皮肤完整，心电图示正常，患者无不适情况，遵医嘱继续观察，做好解释工作。

（二）案例点评

1. 护士未按除颤仪检测流程进行操作。

2. 除颤仪床边关机备用，没有分离体表除颤电极片与除颤仪的连接，使用不规范。

3. 除颤仪检测流程中，未注明"检测时必须与患者分离"注意事项。

（三）知识链接

除颤仪检测流程：① 旋转开关至手动通。② 导联旋转为 PADDLE，将电极板至于手上查看 QRS 波。③ 确认电极板放入支架座。④ 旋转旋钮到 MANUAL，并选择 2J。⑤ 按CHARGE（充电）。⑥ 按 SYNC 不放电。⑦ 按手柄左键不放电。⑧ 按手柄右键不放电。⑨ 同时按下左右手柄上的放电键，不放电。⑩ 按 SYNC 键，关掉同步。⑪ 同时按下左右手柄上的放电键，放电。心电图纸显示 "TEST 2J Passed"。⑫ 做好登记签名。

（四）改进

1. 科室再次组织全体护士进行除颤仪各部位连接、检测方法和注意事项的培训和考核。

2. 除颤仪上用醒目标识提示检测时查看体表除颤电极片是否与患者连接，同时在除颤仪面板上的放电按钮旁边，用醒目标识提示该键不能用于检测。

3. 重新修订除颤仪检测流程。

八十三、约束手套使用不当致患者手指肿胀

（一）案例回顾

1. 发生经过

22:00 晚班护士 A 巡视病房，发现一位脑梗后遗症的患者，神志不清，躁动不安。给予患者双侧上肢乒乓手套约束。

（次日）01:00 晚夜班交接班时，夜班护士 B 发现患者右手中指被乒乓手套手指固定带缠绕，指端肿胀明显，出现淤血点，皮温升高。

2. 处理过程

立即去除右手乒乓手套，活动肢体，抬高右上肢，受压部位按摩并使用赛肤润涂抹，汇报医生，测量生命体征均正常，密切观察、记录受压部位皮肤情况。次日患者右手中指消肿，受压部位血运恢复良好。

（二）案例点评

1. 护士约束用具使用欠规范，未做到定时松解约束，并全面评估受约束部位皮肤情况。

2. 意识障碍患者感知力差，护士在对其约束期间可能存在的安全隐患认识不足，未加强巡视。

（三）改进

1. 护士在给予患者约束时需严格执行操作规范，检查约束

带松紧是否合适、约束器具是否安全、约束措施是否恰当，每2 h 松解约束一次。

2. 护士对意识障碍等感知力差的患者需加强巡视，动态评估病情和局部皮肤、血运情况，提高风险防范意识。

八十四、手术时间过长致患者耳郭压力性损伤

（一）案例回顾

1. 发生经过

患者颅脑占位，手术时长为 12 h，术毕，巡回护士检查患者皮肤时发现：患者右侧耳廓压红，压之不褪色，压红面积 3 cm×3 cm。

2. 处理过程

巡回护士立即汇报手术医生，置患者于平卧位，使耳廓减压，并在手术交接单中详细记录压力性损伤部位、面积及分期，与 PACU 护士做好交接工作。转病房后的术后第 1 天，患者右侧耳廓破溃，面积 3 cm×3 cm，责任护士在伤口造口专科护士的指导下进行伤口处理至愈合。

（二）案例点评

1. 访视护士术前对手术患者压力性损伤风险评估不到位，评估预计时间小于实际时间。

2. 巡回护士对专科手术体位摆放要求不熟悉，未选择合适的头部垫枕／圈。

3. 巡回护士术中未采取暂时性减压措施，未加强术中及术后的皮肤观察。

（三）知识链接

1. 手术室获得性压力性损伤一般发生在术后几小时至 6 天内，术后 1～3 天最常见。

2. 体位相关性损伤是术中患者发生压力性损伤最常见的因素。

（四）改进

1. 访视护士每日晨会对特殊手术患者进行重点交班，确保所有护理风险评估准确无误。

2. 手术室压力性损伤护理指导小组，每月对手术室护士进行相关压力性损伤的知识培训和考核，提高护士术中压力性损伤的防范意识。

3. 根据各专科手术体位摆放要求，拍摄"标准手术体位的摆放"视频并制定相应的压力性损伤预防制度，优化流程并监督落实。

4. 手术时间超过 4 h 应与外科医生做好沟通工作，在手术情况允许时可采取暂时性减压。

八十五、术前禁食患者注射胰岛素致低血糖

（一）案例回顾

1. 发生经过

患者 A 既往有糖尿病病史，长期注射胰岛素控制血糖。当日需在全麻下行"双踝关节骨折切开复位内固定术"，按全麻要求禁食。7:00，责任护士让实习护士为分管患者常规注射餐前胰岛素，给患者 A 注射餐前胰岛素时，患者 A 提出质疑，实习护士并未向带教老师反映，给予注射。9:00，患者主诉头晕、心慌、全身无力、大汗。

2. 处理过程

立即对患者进行血糖测定，血糖值 2.9 mmol/L。遵医嘱给予 50% 葡萄糖注射液 50 ml 口服，15 min 后测量血糖 4.3 mmol/L。30 min 后测量血糖 7.1 mmol/L，无其他不适主诉，生命体征平稳，患者手术如期进行。

（二）案例点评

1. 责任护士对患者治疗情况不熟悉，不知晓患者为当日手术禁食患者。

2. 实习护士单独为患者进行有创操作。

3. 实习护士在操作中遇到患者质疑时，未及时向带教老师汇报，机械执行医嘱。

4. 管床医生未按照医嘱规范要求术前停止长期医嘱。

（三）改进

1. 严格落实实习护士规范化管理制度，加强实习护士带教标准化，做到"放手不放眼"，杜绝实习护士单独进行有创操作。

2. 责任护士必须熟练掌握手术、病危、病重等重点患者的治疗情况，有创操作严格由本人执行。

3. 规范医生开立与停止医嘱，杜绝安全隐患。

八十六、胸腔引流瓶连接管连接不当致患者气胸

（一）案例回顾

1. 发生经过

患者，王女士，行胸外科手术后常规连接胸腔引流瓶，麻醉医生进行鼓肺操作，巡回护士发现胸腔引流瓶内不断有气体流出，立即汇报手术医生，暂停鼓肺操作。检查后发现：胸腔引流瓶连接错误。

2. 处理过程

立即夹闭胸壁引流管，重新更换，正确连接的胸腔引流瓶。

（二）案例点评

1. 器械护士未掌握胸腔引流瓶的连接方式，未核查连接是否正确。

2. 器械护士年资较低，巡回护士未起到监督职责。

（三）改进

1. 教学组拍摄"正确连接胸腔引流瓶"的视频并在全科进行培训考核。

2. 器械护士将胸腔引流瓶连接完毕后须与巡回护士共同检查其正确性，确认无误。

八十七、组合式泵仪器故障致患者血压下降

（一）案例回顾

1. 发生经过

患者于 19:00 行胰十二指肠切除术后返回重症监护室，责任护士 A 执行临时医嘱，给予盐酸右美托咪定 0.6 g+0.9% 生理盐水 60 ml 静脉泵入，19:30 评估患者，CPOT 1 分，心率 68 次 / 分，血压 111/54 mmHg，通知医生，遵医嘱暂停盐酸右美托咪定使用。20:00，责任护士 A 与责任护士 B 床边交接班，责任护士 B 评估患者时，发现患者呼之不应，心率 50 次 / 分，血压 90/40 mmHg，检查发现：盐酸右美托咪定注射泵自行推注 20 ml，但该静脉推注泵未通电开启。

2. 处理过程

立即汇报值班医生，遵医嘱加快补液，给予呋塞米 10 mg 静脉推注（加快盐酸右美托咪定药物代谢），20:08 查血气结果示正常，密切监测患者神志、尿量及生命体征变化。值班医生与责任护士 A、B 床边持续观察，21:03 患者意识恢复，心率、血压恢复正常。

（二）案例点评

1. 护士未能对术后患者进行严密的观察，术后患者心率、血压缓慢下降，未被及时发现。

2. 停止药物后未评估患者停药后的病情变化。

3. 药物停用后应及时撤离，不应继续放在推注泵上。

4. 组合泵性能异常未及时发现，日常规范维护质检不到位。

（三）改进

1. 对该推注泵立即送修，进行质量检验。

2. 对所有仪器设备开展全面排查，确保在检验有效期内，每月对仪器设备进行一次性能监测，通过质检测试的予明显标识，未通过者及时送修。

3. 制定规范静脉泵入用药停药后的规范化处理流程。

八十八、突发停水应急处置不当致患者透析中断

（一）案例回顾

1. 发生经过

10:30 血液净化中心 92 名患者在进行血液透析治疗时，机器突发水压报警，护士立即安抚患者，并汇报护理组长、护士长及工程师，联系后勤部门共同寻找停水原因。

2. 处理过程

经查发现是附近路段施工造成水管爆裂，引起停水，预计停水时间超过 30 min，护理人员立即给所有患者回血下机，等待恢复供水。35 min 后接自来水公司通知，恢复供水。水压正常、机器参数正常后，为患者引血上机行透析治疗。同时通知下午班、晚班患者较平时推迟 35 min 来院透析，以保证各班次患者有序透析治疗。

（二）案例点评

1. 护理人员在突发停水后，立即启动突发停水应急预案，保障了血液净化中心正常治疗秩序。

2. 医院后勤部门未充分考虑自来水公司突发停水后对血液透析治疗的影响，设立的储水装置容量较小。

（三）知识链接

维持性透析患者需要每周 2 ~ 3 次透析治疗以维持生命，患

者每周血液与 300 ~ 400 L 的透析液接触，透析液是经过预处理的反渗水与浓缩透析液按一定比例稀释而成。反渗水是由专用水处理系统对生活用水进行过滤、软化、吸附、反渗等处理产生。因此作为产生反渗水的水源非常重要，如果水源供应中断，则无法产生反渗水。对于由于水供应压力不足或中断的现象，可以在反渗水前设立储存装置。

（四）改进

血液净化中心医务人员、工程师应与后勤等多部门合作，做好透析用水的管理。

八十九、患者转运准备不充分致转运中仪器故障

（一）案例回顾

1. 发生经过

ICU护士及医生转运一名机械通气患者至CT室检查，转运途中，便携式呼吸机出现故障，准备予简易呼吸器辅助通气，发现未携带简易呼吸器。

2. 处理过程

医护严密观察患者面色及呼吸节律等病化，未见明显异常，同时联系病房做好抢救准备，迅速将患者转运回ICU，连接呼吸机、监护仪，患者生命体征正常，后续病情平稳。

（二）案例点评

1. 护士在转运前未按照转运所需物品进行备物的核查和准备。

2. 搬运患者前未评估仪器设备是否妥善安置。

（三）知识链接

危重患者转运规范：

转运前充分准备：包括转运人员、转运装备、患者及接收方的准备。① 转运人员准备：一是按照转运分级人员配备标准要求选定相应的医护人员；二是做好转运人员分工，明确职责，由专人担当领队，负责转运过程中的协调管理工作。② 转

运装备准备：一是按照转运分级装备配备标准要求配备相应的仪器设备和药品；二是转运仪器设备调试并试运行，及时发现问题并解决问题。③ 患者准备：出发前按照转运分级再次评估病情（主要包括生命体征、意识、呼吸及循环情况等），并检查各种管路及引流固定妥当，确保通畅，尽量在患者病情稳定的情况下转运。④ 接收方准备。

（四）改进

1. 建立转运核查单，转运前对照核查单，对患者、设备及物品、转运人员资质进行核查。

2. 转运前检查设备性能，关注转运过程中的设备维护，确保转运过程中设备完好。

3. 转运前明确各转运人员的分工和职责，确定主要负责人，在转运的各个环节过程中进行监督和提醒。

九十、高压氧管道连接错误致氧气输出障碍

（一）案例回顾

1. 发生经过

14:30，患者进入氧舱行高压氧治疗，陪舱护士（新入职护士）为患者连接吸氧管路，操舱护士（带教责任护士）未核查管路连接是否正确。14:45，患者开始吸氧后，出现呛咳、憋气、心慌症状。

2. 处理过程

陪舱护士立即给患者吸痰，症状未缓解，立即与操舱护士联系。操舱护士通过观察窗发现吸氧球囊无正常起伏，告知陪舱护士检查吸氧管路，发现吸氧管和排氧管路接反，立即进行调整。14:48 患者呛咳好转，生命体征平稳。

（二）案例点评

1. 氧舱内标识不醒目，吸、排氧管标识未用醒目的颜色区分。

2. 操舱护士未对陪舱护士的工作进行指导与督查。

3. 治疗前陪舱护士未再次核查吸氧管路连接是否正确。

（三）知识链接

高压氧舱治疗（hyperbaric oxygen therapy）是让患者在密闭的加压装置中吸入高压力氧（1～3 个大气压高浓度的氧），

使其大量溶解于血液和组织，从而提高血氧张力，增加血氧含量，收编血管和加速侧支循环形成；以利降低内压，减轻脑水肿，纠正脑广泛缺血后所致的乳酸中毒或脑代谢产物积聚，改善脑缺氧，促进觉醒反应和神经功能恢复。

（四）改进

1. 制作色彩标识，与吸、排氧管路颜色对应，醒目区分。

2. 制定陪舱护士标准化工作流程，严格落实治疗前核查制度。

3. 加强对新入职护士工作能力的评估。

4. 有效落实带教责任护士现场工作的指导与督查。

九十一、错误选用非耐高压留置针致造影剂外渗

（一）案例回顾

1. 发生经过

患者在医学影像科行冠脉 CTA 检查，护士选择患者左上肢静脉进行留置针穿刺，造影剂注射 10 秒后，患者主诉注射部位疼痛，检查发现局部有 4 cm×6 cm 肿胀。

2. 处理过程

立即停止注射，拔针前用 2 ml 注射器回抽外渗液；用 50% 硫酸镁＋地塞米松湿敷；抬高患肢，促进局部静脉回流，减轻组织水肿渗出。并在对侧重新选择血管，使用耐高压留置针穿刺，顺利完成检查。

（二）案例点评

1. 护士未按规范使用耐高压留置针进行穿刺。

2. 耐高压留置针与普通留置针未分区放置，标识不明显。

（三）知识链接

造影剂外渗的处理：

1. 停止输注，不拔针的情况下尽量回抽。

2. 扇形封闭，生理盐水 10～15 ml，地塞米松 5 mg，利多卡因 2 ml，封闭超过肿胀外渗的面积。

3. 给予 50% 硫酸镁局部湿敷，湿敷面积超过肿胀外面积，

或应用喜疗妥挤出膏体 3~5 cm，沿静脉走向抹匀，边涂抹边适度按摩。

4. 抬高患肢，关节处制动。一般在药物外渗 48 h 内抬高受累部位，以促进局部外渗药物的吸收。

5. 冷敷可减轻皮肤损伤程度，收缩毛细血管减轻局部出血和疼痛，用冰袋冷敷药物外渗处皮肤 24~48 h（时间长短以患者耐受程度为限）。

6. 48 h 内严禁热敷，否则会使损伤加重增加患者痛苦。

7. 小的水疱自行吸收，大的水疱在无菌条件下抽吸，可用新型可吸收渗液的敷料覆盖，渗出多时及时换药。

（四）改进

1. 合理设置不同类型留置针放置区域，并进行醒目标识。

2. 加强护士对造影剂外渗的预防及护理相关知识的培训和考核。

九十二、安全防范不到位致脑梗死后偏瘫患者自杀未遂

（一）案例回顾

1. 发生经过

患者为脑梗死恢复期，右侧偏瘫，自理能力等级为重度依赖，平日由护工照顾，爱人、儿子偶尔来院探望，每次探望时都会数落、责怪他，抱怨他折磨人。夜班护士01:00巡视病房时，看见患者入睡，并无异样。01:20听到病房有异常声响，立即到床旁查看，发现患者割右腕自杀，伤口长度约为3 cm，床边有一老式剃须刀刀片。

2. 处理过程

立即用无菌纱布按压伤口，同时通知医生和家属，配合抢救，请外科会诊，行"清创缝合术"。密切观察患者病情变化，给予患者心理疏导。

（二）案例点评

1. 护士未动态评估患者的心理状态，未察觉患者出现抑郁状态。

2. 家庭支持系统差，亲密家属的抱怨加重患者心理负担，担心疾病预后及出院后照护问题。

3. 护士对老式剃须刀等利器的管理意识欠缺。

（三）改进

1. 护士应动态评估脑梗死后患者的心理改变，采取有效的干预措施，必要时请心理科医生会诊用药。

2. 做好家属的宣教沟通工作，积极寻求家属的配合。

3. 加强对利器的管理，杜绝安全隐患。

九十三、评估不到位致认知障碍患者擅自离院并走失

（一）案例回顾

1. 发生经过

中午护士巡视病房时，发现当天入院的老年患者王某不在病房，该患者入院时其认知评估筛查（简明心理量表）评分为19分（中度认知障碍）。立刻电话联系患者，发现患者手机留在病房，遂联系其家属，家属已回家取物，将患者一人留在了病房。

2. 处理过程

立即汇报护士长，联系保卫科调取监控，发现患者已经自行走出医院，随后联系派出所调取院外道路的监控，同时，陪同家属回家寻找，在派出所调取监控时，家属来电告知患者已回家。

（二）案例点评

1. 评估患者认知功能障碍后未引起足够重视，安全防护措施不到位。

2. 对患者家属的宣教不到位，家属未充分意识到患者有走失的风险及严重后果。

3. 护士未及时给入院患者换上病员服，缺少对住院患者的特异性标志。

（三）知识链接

老年痴呆患者走失行为的机制主要存在两种观点，一是空间定向和导航障碍，二是寻路能力障碍。

（四）改进

1. 早期识别认知功能障碍患者，并及时告知患者家属存在的安全风险。

2. 开展患者及家属防走失教育，为高风险患者戴上黄色手环。

3. 对医护人员开展患者走失时处理的应急预案培训和考核。

九十四、孕妇擅自离院外伤致紧急剖宫产

（一）案例回顾

1. 发生经过

孕妇张某因一胎零产，妊娠 40^{+6} 周，于白班入院。

22:00 护士巡视病房时，发现其外出，立即电话要求其回院，遭拒绝。

23:00 孕妇回院，主诉离院 4 小时期间受到外伤，现剧烈腹痛、持续不缓解，护士听诊胎心 86～137 次/分，立即给予左侧卧位、氧气吸入，同时汇报医生，遵医嘱送手术室行紧急剖宫产术。

2. 处理过程

术中见重度胎盘早剥，新生儿 Apgar 评分 5～7 分，送新生儿重症监护室救治，新生儿及产妇病情稳定，12 天后出院。

（二）案例点评

1. 孕妇不配合医院病房管理制度，住院期间擅自离院。

2. 护士未定时巡视病房，未及时发现孕妇擅自离院。

3. 护士发现孕妇离院联系未果后，未及时汇报上级或寻求家属的帮助。

（三）改进

1. 规范落实分级护理制度，护士定时巡视病房，及时观察

患者的病情变化。

2. 培训护士对患者擅自离院的规范处理和汇报流程，当患者外出返院后，护理人员详细追溯外出期间的具体情况，汇报管床医生，查看患者。

3. 加强对患者和家属的入院宣教，护士告知医院病房管理制度，强调住院期间擅自离院的安全隐患。

九十五、查对不到位致血液透析时间延迟

（一）案例回顾

1. 发生经过

12:41，责任护士A为行床边血液透析（CRRT）治疗的患者进行置换液换袋，未查对本次置换液量与出超量的数据，导致没有达到该时段的目标治疗量。责任护士B于14:30接班时，未对患者换袋记录单的所有数据进行认真查对，仅查看了最近一次的换袋记录数据情况。17:20，患者计划下机前，血透室护士进行全面核查时发现11:56~12:41时间段患者置换液及出超量异常，远低于正常设定值。

2. 处理过程

立即汇报管床医生，遵医嘱延长床边CRRT治疗时间至18:00，出超量达到预定值后给予下机，患者无不适主诉，生命体征平稳。工程师对故障机器进行校验。

（二）案例点评

1. 未严格执行查对制度，换袋时查对内容不全面。

2. 未严格执行交接班制度，护士A和护士B未按标准化流程落实交接工作。

3. 病区护士对CRRT治疗中各项参数的意义掌握不足，治疗执行过程中，缺乏标准化操作指引。

（三）改进

1. 严格执行查对制度，每次换袋时除了记录本次数据，还要核查历次数据，评价治疗效果，及时发现异常现象。

2. 严格执行交接班制度，交接过程中要对患者治疗的所有重要数据进行详细交接。

3. 血透室护士对病区护士进行 CRRT 治疗相关知识的培训，并在每台机器上放置简易流程指引。

九十六、血液透析滤过置换液管路安装错误致患者超滤超量

（一）案例回顾

1. 发生经过

一患者在血液透析滤过治疗过程中，机器突发空气报警，护士 A 查看后发现动脉壶有大量气泡且置换液泵下方有少许渗水，遂将置换液泵管取出重新安装，并用注射器抽出动脉壶中气泡，消除报警后继续治疗。5 分钟后机器再次报警，护士 A 发现动脉壶里又产生了大量气泡，立即汇报护理组长 B，查看后发现是置换液泵管安装错误，置换液泵轴挤压泵管导致管路破裂所致。

2. 处理过程

护士 B 予重新更换置换液管路继续治疗，治疗至 3.5 小时，患者主诉小腿肌肉痉挛，遵医嘱提前 30 min 结束治疗，患者症状好转，下机后体重比干体重少 0.5 kg。测量生命体征平稳，触诊内瘘震颤良好，患者无其他不适主诉，嘱其如出现头晕、出汗等低血压症状，可饮水 500 ~ 800 ml。

（二）案例点评

1. 护士在安装血液透析滤过管路过程中未严格遵守操作规程，致置换液管路安装错误。

2. 年轻护士经验不足，发现异常现象后，不能识别造成异常的原因，且对置换液管路漏液后可能发生的风险隐患评估不足，导致未能第一时间采取补救措施。

（三）知识链接

血液透析滤过（HDF）是血液透析和血液滤过两种治疗模式的组合。HDF 是在血液透析的基础上，使用高通透性、高超滤透析膜将患者血液中具有大量毒素的体液过滤出来，同时输入与其同量置换液的一种治疗方法。置换液是由机器在线产生的无菌、无致热源液体。

等量置换是一个重要的概念，如果置换液管路破裂，部分置换液未补入患者体内，随着治疗的进行，水分持续被超滤，但补入不足，患者血管内水分减少，容量减少，可能发生容量性低血压。

（四）改进

1. 护士严格执行管路安装流程，尤其是安装到泵管部位时，须要再次核查是否安装到位。

2. 年轻护士在治疗过程中遇到突发异常状况而无法判断原因时，应及时汇报护理组长寻求帮助。

3. 对年轻护士加强等量置换相关知识的培训。

九十七、精密器械处理不当致器械损坏

（一）案例回顾

1. 发生经过

13:30 消毒供应室工作人员将达·芬奇机器人手术器械放入去污区干燥箱进行干燥，关门时，感觉有异物感，立即开门查看，发现针持前端被夹弯，器械发生损坏。

2. 处理过程

立刻汇报护士长，并与手术室联系，及时更换新针持，保障手术正常进程。

（二）案例点评

消毒供应室护士对新进器械培训学习时，未注意精密或特殊器械需制定精细的处理流程，完善细节管理。本案例中机器人手术器械柄长，尤其是四代达·芬奇机器人手术器械可长达 64 cm，其长度超过常规清洗篮筐，如不使用订制篮筐，直接放入干燥箱，易发生受压和碰撞。

（三）改进

使用专用篮筐、支架、保护套等加以保护，避免精密或特殊器械在清洗、消毒、干燥等过程中因滑落或震动导致的器械损坏。

九十八、冰箱温度管控不当致疫苗报废

（一）案例回顾

1. 发生经过

10:00 护士 A 进行疫苗冰箱常规除霜，将所有疫苗用冰袋移至病区备用冰箱后，切断疫苗冰箱电源进行除霜、消毒。

10:40 除霜消毒完成，护士 A 插上电源。

10:50 护士 A 自觉冰箱已经达预期温度，将疫苗放回疫苗冰箱。16:00 护士 B（小夜班）接班，询问护士 A 疫苗数量，护士 A 告知为 10 支。护士 B 未查看直接签交接本，完成交接。

（次日）01:00 护士 C（大夜班）接班，询问护士 B 疫苗数量，护士 B 告知为 10 支。护士 C 未查看直接签交接本，完成交接。

08:00 护士 D 与护士 C 进行疫苗交接时，发现冰箱温度为 14℃。

2. 处理过程

（1）立即按规范将疫苗转运至备用冰箱、做好标识，报告护士长，同时请药剂科现场查看疫苗。

（2）由于无法确定冰箱温度失控时间，按药剂科要求 10 支疫苗均废弃。按照疫苗废弃流程，由药剂科上交至市疾控中心。同时填写《疫苗存储和运输温度异常情况记录表》。

（3）通知电工班立即检查冰箱，因冰箱门密封条不严导致冰箱温度上升，立即送设备科维修，启用备用冰箱。

（二）案例点评

1. 护士冰箱除霜消毒时未按要求查看冰箱性能，放入疫苗前未再次查看冰箱温度及性能。

2. 交接不规范：护士 A、B、C 均口头交接，未实际查看疫苗冰箱温度、性能，也未清点疫苗数量就在交接本签名。

3. 疫苗存储未使用带自动温度监测设备的医用冰箱。

（三）知识链接

1. 疾病预防控制机构、接种单位疫苗的储存应采用自动温度监测器材或设备对冷库进行温度监测，须同时每天上午和下午至少各进行一次人工温度记录（间隔不少于 6 h），填写"冷链设备温度记录表"。

2. 采用温度计对冰箱（包括普通冰箱、低温冰箱）进行温度监测，须每天上午和下午各进行一次温度记录（间隔不少于 6 h），填写"冷链设备温度记录表"，温度计应当分别放置在普通冰箱冷藏室及冷冻室的中间位置，低温冰箱的中间位置。每次应当测量冰箱内存放疫苗的各室温度，有条件的地区或单位可以应用自动温度监测器材或设备对冰箱进行温度监测记录。

（四）改进

1. 加强疫苗存放管理，严格落实交接流程。

2. 除霜前后检查冰箱的性能，药物回放前确认冰箱温度。

3. 更换自动温度监测设备的医用冰箱，安装疫苗温度自动调控、检测及报警系统，保证疫苗质量。

4. 完善疫苗冷链设备温度记录本，专人管理，每班检查记录并签名。

九十九、对传染病患者防护不当致职业暴露

（一）案例回顾

1. 发生经过

护士为一患者监测餐后末梢血糖，在弃去第一滴血后，发现血量不够，护士用力挤压患者指尖，将血挤出时溅入护士眼睛，而该患者的梅毒螺旋体抗体为阳性。

2. 处理过程

立即前往眼科清洗眼睛，做局部处理；同时上报保健科、皮肤科就诊，遵医嘱注射苄青霉素干预治疗，三个月后复查梅毒螺旋体抗体。

（二）案例点评

1. 护士在监测血糖前未做好足够的评估，导致一次性采血的血量不够。

2. 护士挤血的操作手法有误，没有从近心端挤向远心端，而是局部加压挤血。

3. 护士对采集隔离患者血液体液的标准预防意识不足。

（三）改进

1. 科室培训考核末梢微量血糖的操作流程。

2. 重点讲解局部采血的方法，加强考核。

3. 培训护士职业危害及防护知识，增进护士标准预防意识。

一〇〇、手术刀片未取下致处理者锐器伤

（一）案例回顾

1. 发生经过

消毒供应中心护士在去污区回收临床科室的器械包时，因静脉切开包内刀片未取下，导致护士手指被刺伤。

2. 处理过程

立即按锐器伤处理流程在伤口旁轻轻向外挤压，尽可能挤出损伤处的血液，用流动水反复冲洗。冲洗后，用 0.5 % 碘伏消毒伤口。

（二）案例点评

临床科室医护人员使用器械后未做预处理，污染的刀片未及时丢入锐器盒内。

（三）知识链接

锐器伤是指医务人员在诊疗操作中被各类针具、刀片、玻璃等锐器刺破皮肤造成的意外伤害，是导致医务人员发生血源性传播疾病的主要职业暴露因素。研究表明，乙型肝炎病毒、丙型肝炎病毒、人类免疫缺陷病毒等 20 多种病原体可通过锐器伤传播。

（四）改进

与临床科室沟通，使其认识到锐器伤的危害，加强对锐器的管理，严格执行器械使用后的规范化处理流程：先将有明显血迹、污渍的器械进行初步冲洗，将缝针、刀片、针头等锐器取下置于利器盒中，再将包内除器械外无关的物品按医疗废物处理。

参考文献

［1］中国医院协会.中国医院协会患者安全目标（2019 年版）[S].

［2］江苏省卫生健康委员会.江苏省三级综合医院评审标准实施细则（2019 版）[S].

［3］国家卫生健康委员会医政医管局.医疗质量安全核心制度要点释义（查对制度）.北京:中国人口出版社,2018:76.

［4］朱萍,朱娇娇,朱肖肖.273 例用药错误不良事件分析与探讨 [J]. 医院管理论坛,2020,37（3）:10–12,60.

［5］中华医学会糖尿病学分会.中国 2 型糖尿病防治指南（2017 年版）[J]. 中华糖尿病杂志,2018,10（1）:4–67.

［6］陈香美.血液净化标准操作规程 [M]. 北京:人民军医出版社,2020.

［7］王志刚.血液净化学 [M]. 北京:北京科学技术出版社,2016:345–353.

［8］彭南海,黄迎春.肠外与肠内营养护理学 [M]. 南京:东南大学出版社,2017:72.

［9］广东省药学会.肠内营养临床药学共识（第二版）[S].2017–05–08.

［10］熊艳华.不同肠内营养制剂对老年糖尿病患者糖脂代谢的影响 [D]. 浙江大学,2018.

［11］陈付红,陈亚丹,吕丽敏,等.信息化给药闭环管理模

式对护理给药不良事件的影响 [J]. 中华现代护理杂志,2020,026（010）:1372-1375.

［12］王泠,安思兰. 基于医院信息平台的护理不良事件数据分析与应用 [J]. 中国护理管理,2018,18（09）:9-12.

［13］李乐之,路潜. 外科护理学 [M]. 6 版. 北京：人民卫生出版社,2017:361.

［14］沙花燕,杨滢,王亚东,等. 护理不良事件研究进展及预防策略 [J]. 护理研究,2018,32（010）:1531-1534.

［15］江苏省卫生健康委员会. 江苏省三级儿童医院评审标准实施细则（2020 版）[S].

［16］中华护理学会团体标准. 胰岛素皮下注射护理技术操作（2018 年版）[S].

［17］中华人民共和国国家卫生和计划生育委员会. 静脉治疗护理技术操作规范（2016 版）[S]. 2016.

［18］杨玉慧,许秀丽. 酒石酸唑吡坦的安全风险及使用要点 [J]. 中国药学杂志,2019,7（54）:14.

［19］中华糖尿病杂志指南与共识编写委员会. 中国糖尿病药物注射技术指南（2016 年版）[J]. 中华糖尿病杂志,2017,9（2）:79-105.

［20］中华人民共和国国家标准:全血及成分血质量要求. GB18469-2012.

［21］Dhall S S, Hadley M N, Aarabi B, et al. DEEP venous thrombosis and thromboembolism in patients with cervicai spinal cord injuries[J]. Neurosurgery, 2013, 72（1）:244-245.

［22］Sars A, Shokoh V, Mojtaba V, et al. Effect of loceal cole and hot pack on the bruising of enoxaparin sodium injection site: a randomized controlled trial[J].Contemporary Nursing, 2016, 52（1）:30-41.

［23］马连凤.改进低分子肝素钠注射方法对皮下出血的影响［J］.国际护理学杂志,2012,31（8）:1528-1530.

［24］张玲晨,吴小华.注射低分子肝素致皮下出血原因分析和护理进展［J］.临床医学与护理研究,2014,13（5）:88-89.

［25］高阳,刘阳,刘英洲,等.低分子肝素皮下注射推注时间及局部按压时间共同对皮下出血的影响［J］.中国实用护理杂志,2016,32（22）:1685-1690.

［26］孟婧雅,沈旭慧,谢新芳,等.造影剂外渗的预防及护理新进展［J］.护理研究,2018,32（8）:1193-1195.

［27］陈彩金,邱玲.专科护士与临床护士对肿瘤放射治疗中 CT 定位增强扫描碘造影剂外渗的认知调查［J］.广州医科大学学报,2019,47（6）:142-144.

［28］李冬英,王娟娟,李欣,等.ICU 患者连续性肾脏替代治疗参数核查表的设计与应用［J］.中国护理管理,2019,19（08）:1180-1184.

［29］孔丽丽,陈二辉,邱寅龙,等.ICU 连续性肾脏替代治疗护理核查单的设计和应用［J］.中华护理杂志,2017,52（05）:558-560.

［30］吴欣娟,蔡梦歆,曹晶,等.规范化护理方案在提升卧床患者护理质量中的应用研究 [J].中华护理杂志,2018,53（06）:645-649.

［31］施李娟.埃索美拉唑与生长抑素同时输注存在配伍禁忌 [J].解放军护理杂志,2105,32（2）:49.

［32］浦亚楼,孟爱凤,刘春丽,等.PICC血凝性堵管风险预警评估及相关预防措施的研究进展 [J].护士进修杂志,2019,34（20）:1857-1860.

［33］杨佳妮,刘华华,丁晓芸,等.胸部手术成人患者围术期胸腔引流护理研究进展 [J].护理学杂志,2019,34（21）:103-106.

［34］石伟成,黄旭杰,詹文材,等.胸腔闭式引流瓶联合医用负压引流瓶在胸腔闭式引流术后的应用 [J].武警医学,2018,29（07）:720-721.

［35］朱春勤.胸腔闭式引流接负压吸引治疗原发性气胸的压力选择 [J].齐鲁医学杂志,2017,32（05）:596-598.

［36］张玉侠.实用新生儿护理学 [M].北京:人民卫生出版社,2015.

［37］国家药典委员会.中华人民共和国药典（二部）[M].北京:中国医药科技出版社,2015.

［38］美国静脉输液护理学会.输液治疗实践指南 [J].中国护理管理杂志,2016.

［39］王建荣.输液治疗护理实践指南与实施细则 [M].北

京：人民军医出版社,2011.

［40］静脉血液标本采集指南 [S]. 中华人民共和国行业标准 . 2020

［41］江苏省卫生健康委员会 . 江苏省血液净化中心（室）建设管理规范（2019 版）[S].

［42］贾新兴 . 探讨甘露醇在眼科疾病治疗中的临床效果 [J]. 中国医药指南, 2019, 17（15）:120–121.

［43］中华护理学会手术室护理专业委员会 . 手术室护理实践指南（2020 年版）[M]. 北京：人民卫生出版社,2020:168–172.

［44］谢幸,孔北华,段涛 . 妇产科学 [M]. 9 版 . 北京：人民卫生出版社,2018.

［45］郑修霞 . 妇产科护理学 [M]. 6 版 . 北京：人民卫生出版社,2018.

［46］霍孝蓉,朱珠,李梅 . 专科护理临床指引 [M]. 南京：江苏凤凰科学技术出版社,2020.

［47］卫生部令第 85 号 . 医疗机构临床用血管理办法 [S].

［48］王学峰,王康,肖波 . 成人全面性惊厥性癫痫持续状态治疗中国专家共识 [J]. 国际神经病学神经外科学杂志,2018,45（1）:1–4.

［49］刘晁含,付沫,丁娟,等 . 危重患者院内转运的最佳证据总结 [J]. 护理学报,2020,27（15）:33–38.

［50］史冬雷,张红梅,高健,等 . 分级转运模式在急诊危

重症患者院内转运中实施的效果评价 [J]. 中国护理管理杂志, 2016, 16（5）:639-642.

［51］杨玉慧, 许秀丽, 朱珠. 酒石酸唑吡坦的安全风险及使用要点 [J]. 中国药学杂志, 2019, 54（14）:1188-1193.

［52］张波, 桂莉. 急危重症护理学 [M]. 4版. 北京: 人民卫生出版社, 2020.

［53］北京护理学会. 动脉血气分析临床操作实践标准（2017年版）[S].

［54］卫生健康委关于印发严重精神障碍管理治疗工作规范（2018年版）的通知 [J]. 中华人民共和国国务院公报, 2018（31）:76-90.

［55］潘林蓉, 刘爽, 蒋更如. 慢性肾脏病患者生活质量评估方法与影响因素的研究现状 [J]. 中国血液净化, 2020, 19（1）:49-51, 55.

［56］王艾红, 谢莹莹, 尹安春, 等. 抑郁症共病患者干预策略研究进展 [J]. 护理学报, 2019, 26（2）:34-38.

［57］陈锦艳, 王敏, 蓝琴, 等. 性传播途径在广州地区无偿献血者HCV感染及传播中的风险研究 [J]. 中国输血杂志, 2018, 31（2）:120-123.

［58］艾梦婷, 李晓芬. 基于SBAR标准化沟通的手术室术中交接单的设计与应用 [J]. 中医药管理杂志, 2020, 38（14）:46-48.

［59］张海伟, 杨美玲. 手术室手术物品清点近似差错事件

调查与分析 [J]. 全科护理, 2018, 16（16）:2013–2015.

［60］胡利平. 血液病化疗患者留置 PICC 的常见并发症及护理分析 [J]. 实用临床护理学杂志, 2017, 2（51）:36–42.

［61］贺海燕, 李映兰, 李丽, 等. 医务人员针刺伤的危害、预防与管理 [J]. 中国感染控制杂志, 2017, 16（6）:582–586.

［62］陈建伟, 孙吉花, 支红敏, 等. 应用失效模式与效应分析防范手术中血源性职业暴露 [J]. 中国感染控制杂志, 2019, 18（8）:776–782.

［63］戴莉敏, 王明明, 孙婷婷. 走失风险管理方案在三级综合医院住院患者中的应用效果 [J]. 护理实践与研究, 2020, 17（11）:131–133.

［64］何炼英, 张荀芳, 徐亚琴. 项目管理在预防老年痴呆住院患者走失中的应用 [J]. 中华现代护理杂志, 2016, 22（28）:4077–4081.

［65］邓英钊, 欧智杰. 血液透析水处理系统的工作原理、维护保养及质量控制 [J]. 医疗装备, 2020, 33（01）:123–124.

［66］徐寅, 吴玲, 夏冬云. 留置中心静脉导管罕见并发症的原因分析及护理对策 [J]. 护理学杂志, 2018, 33（16）:49–51.

［67］中国妇幼保健协会新生儿保健专业委员会, 中国医师协会新生儿科医师分会. 产科母婴同室新生儿管理建议 [J]. 中国新生儿科杂志, 2017（2）.

［68］王卫平. 儿科学 [M].9 版. 北京:人民卫生出版社, 2018.

［69］卫生部. 医院工作制度与人员岗位职责 [S], 2010.

［70］中华人民共和国医疗行业标准:药品冷藏箱 [S]. YY/T0086-2007.

［71］中华人民共和国国家标准医用低温保存箱 [S]. GBT20154-2014.

［72］中华人民共和国卫生部.医疗卫生机构医疗废物管理办法 [S]. 2004.

［73］国家卫生计生委,国家食品药品监管总局.疫苗储存和运输管理规范（2017 年版）[S]. 2017.

［74］江苏省卫生健康委员会.关于进一步规范疾控机构和接种单位疫苗存储运输管理的通知 [Z].

［75］安全生产事故隐患排查治理暂行规定.国家安监总局第 16 号令.

［76］中华医学会重症医学分会.中国重症患者转运指南（2010）[J]. 中国危重病急救医学,2010,22（06）:1–20.

［77］CDC.Workbook for designing, implementing and evaluating asharps injury prevention program [EB/OL].[2019-12-20].http://www.cdc.gov/sharpssafety/pdf/sharpsworkbook 2008.pdf.

［78］美国 CDC/HICPAC 血管内导管相关感染预防指南 [S]. 2017.

［79］中华护理学会静脉输液治疗专业委员会.临床静脉导管维护操作专家共识 [S]. 2019.

［80］中华医学会重症医学分会.中国成人 ICU 镇痛和镇静治疗指南 [J]. 中华重症医学电子杂志,2018,4（2）: 90–113.

［81］张雨,周学颖,赵峰,等.手术患者围术期压力性损伤管理现状的质性研究[J].长春中医药大学学报,2020,36（06）:1290-1293.

［82］蒋维连.护士对手术患者实施压力性损伤风险告知的体验[J].解放军护理杂志,2019,36（02）:41-44.

［83］娄湘红,林玲,胡德英.预防手外科自杀入院患者再次自杀的措施探讨[J].护理学杂志,2016,31（10）:48-50.

［84］胡兰芳.急性脑血栓早期康复护理干预对降低脑血栓患者致残率的影响[J].中国实用神经疾病杂志,2016,19（8）:138-139.

［85］郭然.护理干预对促进急性脑血栓患者早期康复的效果分析[J].中国医药指南,2016,14（16）:229.

［86］鱼红,张会仙,曹维娜,等.早期护理康复干预对急性脑梗塞患者的临床疗效[J].国际精神病学杂志,2016（4）:704-706.